步一步学会白内障手术
术技巧与夹持劈核技术详解

赵 阳 著

魏文斌 审

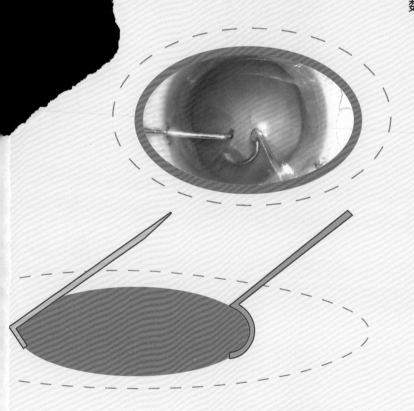

人民卫生出版社

·北京·

关注"人卫眼科"微信公众号
回复"增值"
获取网络增值视频观看方法

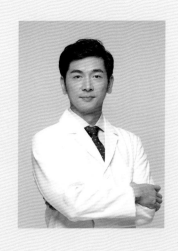

赵 阳

医学博士，副主任医师，任职于北京同仁医院眼科中心。

2006年毕业于北京大学医学部，获硕士学位。同年就职于北京同仁医院眼科，后获博士学位。长期奋斗在眼科临床第一线，在白内障、近视手术、近视防控以及干眼防治方面有丰富经验。以第一作者和通讯作者在国内外专业杂志上发表论文10余篇，最高影响因子20分。在眼科领域获得国家专利授权20余项，开展夹持劈核技术、小刀抛光技术、无黏弹剂IOL植入技术等术式，使改良后的白内障手术更为安全、快速。于2018年创办白内障手术培训班，培养白内障手术医生数百名。

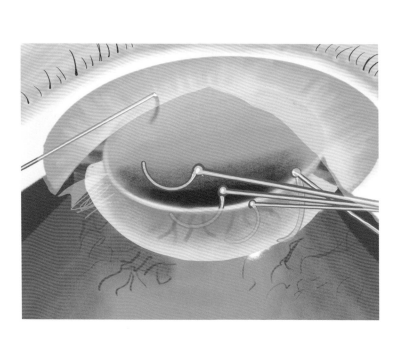

序

接到赵阳医生的这部书稿还是挺兴奋的，仔细阅读后更觉欣慰，他把白内障手术技术和操作技巧，特别是手术中容易忽视的细节描写得非常详细具体，读来犹如"过电影"般重温手术步骤。没有亲身体验是总结不出来的，没有理论知识也升华不到这个层次，这说明赵阳医生善于在实践中总结提高，善于从实践到理论再回到实践中去，有一定的理论功底，更积累了丰富的实践经验。难能可贵的是他善于教学、揣摩培训之道，让初学者聚精会神、兴趣满满，让入门后的医生茅塞顿开、技术快速提升，他把这些办培训班的体会毫无保留地奉献给了读者，读后回味无穷、受益匪浅。

白内障手术是眼科的基础手术，是每一位眼科医生都应该掌握的手术，但因为一些原因，年轻医生的手术学习之路并不平坦。年轻医生往往要经历漫长的学习过程，需要大量的手术训练，还要经常面对手术意外带来的医患关系压力。然而，现今的医患环境下，年轻医生并没有多少失败的空间，这也是白内障手术比较难学的原因。

读完书稿不禁回想起自己的成长之路，感慨自己的运气和学习环境，身边的前辈给予的都是鼓励，使我能"快速"成长，于33岁出版第一部专著——用心血和勤奋编写的《双目间接检眼镜的临床应用》，至今还被业界捧为"红宝书"。纵观当今的医患环境，关于年轻医生的成长，也许需要医院和医疗系统管理者们思考……

赵阳医生是一名勤奋努力的青年医生，他在白内障手术方面努力钻研，发明了夹持劈核技术、小刀抛光技术等一系列让人眼前一亮的手术技术，其自身的手术水平也伴随着新技术的创新而快速成长。这套创新的手术技巧,只需要简单器械以及一定的手法即可完成劈核操作,而且具有很好的普适性,学习曲线短,符合"适当、能担负、可接近"三原则,易于推广。

更为难得的是,他结合自身的学习成长经历,对白内障手术技巧进行了全面的总结,对手术中每一个步骤、每一个动作进行了细致入微的剖析,这反映出他在白内障手术方面的丰富经验和深刻理解。本书引人之处在于,很多细节的分析和讲解都是从初学者角度出发,帮助年轻医生脚踏实地地成长。阅读本书有一种手把手带教的既视感,可以让读者在白内障手术成长之路上少走很多弯路,使得白内障手术学习更安全、更高效。

相信本书的出版将受到广大眼科医生的欢迎,让更多年轻医生有机会快速掌握白内障手术,为中国白内障防盲事业贡献各自的力量。

以上文字也算是对年轻医生成长的希翼与鼓励吧!是为序。

首都医科大学附属北京同仁医院

魏文斌

2021 年 3 月

前　言

白内障手术是一个看起来很简单的基础手术，相信每一位眼科医生都曾有过学会白内障 Phaco 手术（超声乳化手术）的梦想，我也不例外。但即使是师从中国最好的两位白内障手术专家、读过很多专著、身处中国顶级眼科平台的我，到了工作第 7 个年头却还是不敢做 Phaco，那时我终于理解中国眼科为什么只有不足 5% 的 Phaco 医生。

白内障手术与其他的手术不同，虽过程简单却颇具杂技感——很难通过观摩就学会表演，必须要亲自体验，承受摔打，才能逐渐获得手感。现今的医患环境下，年轻医生并没有多少失败的空间，这也是白内障手术非常难学的原因。

读手术专著和看手术录像是学习手术的主要途径，但对于学习白内障手术而言，这两种学习方式存在很大的局限。白内障手术步骤很简单，几段话就可以讲完正确的手术动作，高手的手术视频还不到 2 分钟时间，这就像学习走钢丝，看高手视频，迈步向前，到达终点，的确是平淡无奇，但看一万遍后自己上去走，却会马上掉入深渊。

多年前，我曾问我的老师："切口怎么做才能做到 100% 不漏水？" 老师回答："找好角度插进去就行了。" 我问："囊口裂开了怎么办？" 老师回答："往中心拉回来就行了。" 老师绝对没有藏私，因为他处理那些困扰，就是像他说的那样简单。我想很多年轻医生都曾经遇到过这些场景吧，毕竟前辈们学手术的时代距离现在太远了，很多成长的痛苦早已忘记。

学术会议是医生们学习知识重要的课堂，但学术会议更多的是追逐最新的学术热点，例如近年白内障的会议，大多在讨论多焦点晶状体、飞秒激光，以及各种先进的检查设备。每位专家十几分钟的发言，很难用来讲解最基础的手术动作。而年轻医生们如果破囊率还高于 1%，撕囊质量不稳，手术要做 10 分钟，又怎么敢使用高端晶状体呢？只有让更多的年轻医生和基层医生把手术做精、做好，所有医生平均手术时长 <5 分钟，并发症发生率 <0.5%，屈光性

白内障手术的时代才能真正到来。国内零星的几个高质量的培训机构,由于传统白内障手术学习的高风险和培训方法的限制,产量很低,无法满足数万名眼科医生的需求。

当我终于获得机会踏上白内障手术之路后,才对白内障手术有了深入的理解,它远远不是看起来那么简单——在为患者带来光明的道路上,存在无数个坑,充满了不确定性。医生的成长,其实就是躲坑、爬坑,减少不确定性的过程。独自摸索的路上,我一个坑都没能逃掉,做到 5 000 例时,我才刚刚把每个坑都踩完,手术终于可以在 5 分钟以内完成,达到一般高手水平。

后来,2015 年,我被派往和田地区参加医疗援疆,这成为我手术成长的重要一站,维吾尔族和回族患者可能是中国白内障手术难度最大的患者群体:假性剥脱综合征高发,高鼻梁、深眼窝,交流不畅这些困难因素是家常便饭,手术风险很高,给当时的我带来不少困难,倒逼我进行了很多的思考,尝试了几乎所有的手术方式,还逼我思考如何在难度较大的情况下安全、快速地完成手术,如何在基层医院没有助手、没有巡回护士的情况下安全地完成手术。而援疆最宝贵的收获,是它逼出了我的专利技术——夹持劈核。

夹持劈核技术应用之后,我的手术成长进入了火箭模式。有了这个新武器,通过简单的手部动作即可解决白内障手术最大的难关——劈核。常规手术很快进入 3 分钟大关,很多超高难度的白内障手术得以既安全又快速的解决。随后衍生出的四段法切口制作、免黏弹剂 IOL 植入、免玻切后囊破裂处理、小刀前后囊抛光等有鲜明特色的手术技术,让我的常规手术进入 2 分钟以内,手术效果和安全性更好了,体现复杂情况处理能力的台均手术时间也有了令人惊叹的进步。2018 年,我的手术峰值速度达到每小时 18 台(双手术台)和每小时 13 台(单台)。因为手术质量比较高,术后患者问题少,我收到很多基层医院的手术邀请,最多的一天,8 小时完成 136 台手术。而从新手到小有名气,我只用了 4 年多的时间。

很多同事惊讶于我的成长速度,诀窍其实很简单,以往修炼白内障手术就像练武术,少林、武当、逍遥派,苦练数十载,最终少数高手华山论剑,而我,拿到了一把枪,实有取巧之嫌。

我的手术方案有较强的可复制性,很多医生想跟我学习。平时,我也很重视总结,留下了很多摸索阶段经验教训的资料,对初学者有很大的指导意义,可以少走很多的弯路。于是,我便开始转向手术培训之路。

2018 年,我的白内障手术培训班正式开课,至今已近 20 期,招收学员 500 余人次。在培训中,我对常规教学方式进行了改造,使其成为"最具诚意"的手术培训课程。教授的所有动作都要满足好学、好用、上升空间大、适应证广的原则,并可以量化教学而不依赖手感。分解动作视频中,错误动作解析和完美演示并重。用学员的话讲,是"把每一个动作细节嚼碎了揉烂了喂给大家",让学员通过听课就可以感受到手把手的带教体验。同时,不计成本地使用活兔进行实操课培训,使学员独享手术显微镜和超乳机。培训班很多特色都是国内首创,帮助很多医生实现了白内障手术从无到有的跨越和从粗到精的飞跃。医生们口碑相传,几乎场场爆满。很多医生又听了第二遍、第三遍。有两名上海的主任医师,飞来北京听了四遍,他们说,"每多掌握一个细节,我的患者就少受一点儿罪,一遍记不全,多跑几趟,值!"

但复听的成本很高,大家都希望能出一本专著,以方便复习。

2020 年开年的一场大疫,给我提供了一个机会,有了一个以前从不敢想的长假,于是这本书终于得以完成。

本书结合了 200 多个视频进行讲解,对手术细节的钻研和剖析非常细致,以相应文字配合视频,可以帮助读者准确理解。学习完课程,读者将会对白内障手术有全面的理解,真正做到知其然,知其所以然,晓其错,并晓其何以错。多项专利创新,全新诠释白内障手术,带读者探寻每一步操作的实用方案;化难为简,更安全,更快速,少走弯路,对所有段位的医生都有帮助。总之,110 秒完成一台高质量白内障手术的全部奥秘都在其中。在此,衷心感谢两位同行的授权,许可我在书中使用他们的手术视频,他们是:祁勇军医生(视频 6-4-1)和褚涛医生(视频 7-1-2)。

在既往的培训中,学员中有很多从未独立做过白内障手术的医生,培训结束后不久就发来自己第一台白内障手术大获成功的喜讯,效果好得令人难以置信。我们相信,经过我们的培训,白内障手术中患者承受的风险和代价将大大减少,成熟医生向 3 分钟以内的水平突破也大有希望。

本书是培训班课程的升级版,配有专业录制的视频讲座,方便读者理解,内容全面,方便复习,结合视频学习的效果会比线下培训更好。

疫情结束之后,培训班面授课程还将继续开放,以活体兔眼和模拟眼实操课为主,主要帮助初学者为人眼手术做好最充分的准备。如果你是有一定经验的医生,或者眼底科、青光眼科等手术经验丰富的医生,相信学完本书你已经对精通白内障手术充满信心。实操课不是必选项,读者可根据自身情况和需求自由选择。

　　培训班立志打造眼科界的"新东方",通过全新的教材书写方式和培训模式,探索一种更高效的技能培训体系。除了白内障手术,未来还会有角膜塑形镜验配、屈光手术、眼整形手术等精彩课程上线,很多领域还有更多的高手和高招。如果你愿意分享自己的诀窍,只要技术确切、效果好,通过详细的教材使其可以被复制,就可以通过培训平台传授给更多的眼科医生,造福广大眼科患者。

　　近年来,白内障手术技巧在不断的更新和进步之中,本书中有很多理念和做法与传统方法并不一致,都是源自我个人的经验。虽然都进行了尽可能详细的讨论和分析,但囿于个人学识水平和临床经验,书中难免存在局限性,恳请同道们提出宝贵意见,读者有任何问题可以随时与我联系。

　　希望本书的出版能够增进眼科同道对于白内障手术的交流,为白内障手术的发展贡献一点儿力量,促进屈光性白内障手术的发展,造福广大患者。

赵　阳

2021 年 3 月

目 录

第一章 切口 ·· 1

第一节 切口位置和顺序 ···································· 3
一、位置选择 ·· 3
二、切口的制作顺序 ·· 4

第二节 切口制作方法 ·· 6
一、侧切口制作 ·· 6
二、填充黏弹剂 ·· 7
三、主切口的制作 ··· 8
四、主切口的位置 ·· 14
五、穿刺刀的握持 ·· 14
六、制作主切口时,左手的任务 ······················ 14

第三节 新手期常见错误动作分析 ······················ 15
一、切口有尖嘴 ·· 15
二、切口倾斜 ·· 16
三、侧刃锋利切豁侧翼 ···································· 16
四、球结膜水肿 ·· 16
五、后弹力层撕脱 ··· 17

第四节 水密切口的规范操作 ···························· 18

第二章 撕囊 ··· 21

第一节 方案选择 ·· 22
一、撕囊的器械 ·· 22
二、撕囊的方案 ·· 23

第二节 具体操作 ……………………………………………… 25

一、起囊 …………………………………………………… 25

二、破囊 …………………………………………………… 25

三、划囊 …………………………………………………… 26

四、抓囊 …………………………………………………… 27

五、换手 …………………………………………………… 28

六、撕囊镊的握持技巧 …………………………………… 30

七、小瞳孔下撕囊 ………………………………………… 33

第三章 夹持劈核 ……………………………………………… 35

第一节 劈核技术分析 ………………………………………… 36

第二节 操作要点 ……………………………………………… 42

一、进钩 …………………………………………………… 42

二、下钩 …………………………………………………… 44

三、劈核 …………………………………………………… 45

四、撤钩 …………………………………………………… 48

第三节 安全性分析 …………………………………………… 48

第四节 握持和支撑技巧 ……………………………………… 49

第五节 适应证 ………………………………………………… 49

第四章 超声乳化 ……………………………………………… 51

第一节 水分离和水分层 ……………………………………… 52

一、水分层 ………………………………………………… 52

二、水分离 ………………………………………………… 53

第二节 超声乳化基础知识 …………………………………… 53

一、超乳针头朝向 ………………………………………… 54

二、超乳袖套 ……………………………………………… 55

三、超声乳化的深度 ……………………………………… 57

第三节 超声乳化操作要点 …………………………………… 58

一、负压拖出核块 ………………………………………… 58

二、超乳碎核 ··· 58

三、左手钩应掌握的动作 ································· 61

四、碗形壳的处理 ··· 61

五、术中无负压故障排除 ································· 65

第五章　I/A 注吸 ·· 67

第一节　龙卷风动作 ······································· 68

第二节　I/A 手柄的握持技巧 ····························· 70

第三节　I/A 手柄撤出动作 ······························· 70

第六章　人工晶状体植入 ···························· 71

第一节　装载人工晶状体 ································· 72

第二节　填充黏弹剂 ······································· 72

一、常规方法 ··· 72

二、免黏弹剂 ··· 73

三、IOL 免黏弹剂植入的前置技术要求 ············· 73

四、IOL 免黏弹剂植入的优势 ·························· 74

第三节　推注人工晶状体 ································· 75

第四节　人工晶状体调位 ································· 75

一、方法 ··· 75

二、操作要点 ··· 76

第五节　吸除 IOL 下方黏弹剂 ························· 78

第六节　确定晶状体位于囊袋内 ····················· 78

第七节　IOL 翻转的处理 ································· 79

第七章　小刀囊膜抛光 ······························· 81

第一节　前囊抛光 ··· 82

一、现行的前囊抛光 ······································ 83

二、小刀前囊抛光 ……………………………………………………… 83

第二节　后囊抛光 ………………………………………………………… 86

一、现行的后囊抛光 …………………………………………………… 86

二、小刀后囊抛光 ……………………………………………………… 86

第八章　术中并发症预防和处理 ………………………………………… 89

第一节　切口并发症 ……………………………………………………… 91

一、角膜划伤,结膜划伤,结膜出血,患者疼痛 …………………… 91

二、切口水密性差 ……………………………………………………… 91

三、后弹力层撕脱 ……………………………………………………… 91

第二节　虹膜并发症 ……………………………………………………… 93

一、瞳孔缩小 …………………………………………………………… 93

二、虹膜脱出 …………………………………………………………… 94

三、虹膜根部离断 ……………………………………………………… 95

四、虹膜损伤 …………………………………………………………… 96

五、前房出血 …………………………………………………………… 96

第三节　撕囊并发症 ……………………………………………………… 97

救囊技巧 ………………………………………………………………… 97

第四节　后囊并发症 ……………………………………………………… 99

一、预防 ………………………………………………………………… 99

二、术中浅前房 ……………………………………………………… 100

三、后囊破裂的处理 ………………………………………………… 104

第五节　晶状体下沉 …………………………………………………… 113

第六节　悬韧带并发症 ………………………………………………… 115

第七节　后节并发症 …………………………………………………… 115

一、暴发性出血 ……………………………………………………… 115

二、视网膜脱离 ……………………………………………………… 116

第八节　眼内炎 ………………………………………………………… 116

一、患者因素 ………………………………………………………… 116

二、贴膜和聚维酮碘 ·· 116

三、前房注射抗生素 ·· 118

四、手术因素 ·· 118

第九章 模拟训练 ·· 119

第一节 猪眼 ··· 120

第二节 兔眼 ··· 121

第三节 模拟眼 ·· 123

第十章 手术视频 ·· 125

第一节 常规手术 ·· 126

第二节 出现意外的手术 ··· 127

第三节 高风险手术 ·· 127

一、角膜异常 ·· 127

二、瞳孔异常 ·· 128

三、超高度近视 ··· 129

第四节 第三视角视频 ·· 129

参考文献 ·· 131

后记 ··· 133

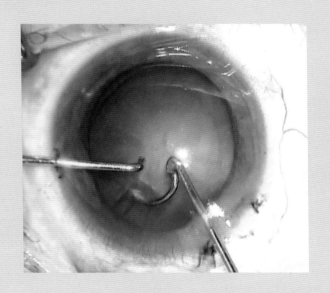

第一章

切　口

切口是白内障手术的第一个步骤，也是非常重要的核心步骤之一，后续的每一步操作，都将通过这个切口进行。很多并发症与切口的制作质量有关，换言之，把切口制作的原理理解通透，制作出一个完美的切口，就可以规避掉很多问题。除此之外，切口质量还直接决定了手术速度、患者术后感观、眼内炎发生率，等等。

- 切口质量　决定了手术速度（能否使用无黏弹剂 IOL 植入技术）；
- 切口质量　决定了虹膜是否容易脱出；
- 切口位置　决定了撕囊、超乳、I/A 过程的难易；
- 切口做法　决定了是否容易发生术中后弹力层脱离、角膜基质水肿；
- 切口顺序　决定了前房是否稳定、瞳孔是否容易缩小；
- 切口顺序　决定了患者术后感观（疼痛、眼红、摩擦感）；
- 切口水密性　决定了术后人工晶状体位置、角膜水肿情况、眼内炎发生率。

切口非常的重要，在学习过程中，切口也是难点之一，因为完美的切口制作是需要一些手感的，而年轻的医生尚不具备。我们在看一些手术视频、模仿高手的动作时，经常发现高手们切口制作得非常简单和轻松（视频 1-0-1）*，就是简单的一进一出，干净利索。但自己制作时，却总是出现各种各样的问题。

这是因为，高手制作切口，角度、力度、对眼位的控制都是完美的。简单的动作包含了成千上万例操作所凝练出来的手感。初学者不能简单地模仿这样的高手动作，我们要搞清楚每个问题出现的原因，用最适合自己的方法掌握完美切口的制作。

在这一章中，我们对切口制作的每一个细节进行彻底的剖析，探寻切口制作的实用方案。切口这个环节的教学，我们追求的目标是完美，不论是眼球震颤、过度紧张还是老年痴呆的患者，任何患者条件都要做到完美。而且按照我们以往的带教经验，切口这个环节是可以单纯通过理论教学和动物眼实操就实现目标的，无须患者付出代价。

什么是完美的切口呢？完美的切口，最重要的就是水密性。一个直观的表现就是，当你进入切口的器械撤出时，前房是否塌陷。如果随着 I/A 针头的撤出，前房明显变浅了，这就说明切口水密性不达标（视频 1-0-3）。达标的切口在进入器械和撤出器械的瞬间，前房始终都是饱满的（视频 1-0-4）。除此之外，完美的切口制作还要求结膜没有撕裂，没有出血，切口位置合理，结膜无水肿，对眼位控制自如，以及不论患者配合的好坏，都能够制作出高质量的切口。

---

* 本章节的培训视频讲座见视频 1-0-2。

视频 1-0-1　　　　视频 1-0-2　　　　视频 1-0-3　　　　视频 1-0-4

下面,我们就具体分析和讲解一下,如何才能快速掌握技巧,制作出高质量的切口。

第一节　切口位置和顺序

一、位置选择

Phaco 手术切口的制作方式有很多种,从数量上讲,有一个主切口 + 一个侧切口的方式和一个主切口 + 两个侧切口的方式;从位置上讲,有角膜切口和巩膜隧道切口两大类。那么在这些不同的方式中,哪种是更为理想的方案呢?

做两个切口能解决问题,就没必要做第三个切口,这个很容易选择。关于切口位置,则各有各的道理。选择巩膜隧道切口的往往是上一代白内障医生,他们从 ECCE 时代就开始做白内障手术,有丰富的 ECCE 手术经验,后来转至 Phaco 手术。巩膜隧道切口的优势是,隧道比较长,切口水密性很好,虹膜脱出的概率低,医源性角膜散光很小,而且手术中如果出现后囊破裂等严重并发症,转为 ECCE 娩核很方便。角膜切口曾被认为是更高级的切口,但其可靠性不如巩膜隧道切口,一旦切口制作存在瑕疵,对后续每一个手术步骤都会有很大影响,所以角膜切口的制作需要更多的手术经验。巩膜隧道切口虽然有一定优势,但是其缺点也很明显:切口制作需剪开结膜,会有出血,增加手术时长,对眼球固定和视野暴露的要求高,患者配合差时较为困难,用表面麻醉可能不够,经常需要进行球后注射麻醉,患者术中和术后可能出现一些疼痛或眼表相关的不适症状,通常需要使用隧道刀和穿刺刀两把刀完成,对刀的锋利度要求也比较高。从新手学习曲线上讲,巩膜隧道切口的制作也比角膜切口更复杂。角膜切口的优势是制作相对简单而快速,没有出血,眼球固定容易,对视野暴露要求低,表面麻醉足以完成。其缺点就是对制作的精度有较高要求,一旦切口位置、隧道长度等不合理,对后续手术操作影响很大,其次是可能带来一定的术源性散光。所以,很多医生在带教时,会把角膜切口放在比较靠后的位置,在学员获得一定的手术经验,心理和手感都有一定基础后,才教授角膜切口这一步骤。

笔者提出的"小刀四段法",能够大大缩短角膜切口的学习曲线,笔者认为,角膜切口是切口位置选择的理想方案。

从适应证的角度分析,角膜切口可以适用于全部类型的白内障手术,即使需要植入 6mm 光学部的硬性人工晶状体,可以在植入前用 2.2mm 舌形隧道刀向两侧扩大切口,操作熟练、准确后,切口也无须缝合。即使紧急情况下需要扩口娩核,角膜切口同样可以胜任。

二、切口的制作顺序

切口制作顺序主要有四种选择:①主切口—黏弹剂—侧切口;②侧切口—主切口—黏弹剂;③侧切口—黏弹剂—主切口;④双刀同时做切口。

这些顺序中,最常见的是先做主切口,再打黏弹剂然后做侧切口。在一些大咖视频秀中,还可以见到双刀一起做切口的演示。这些顺序都是可行的,但对于初学者来说,是最适合的方案吗?

主切口的制作中,我们经常遇到的错误操作有:①初学者用左手镊夹持结膜控制眼位时,难以精准把控镊子夹持球结膜的力度,容易造成结膜出血和撕裂;②刀钝时/眼压低时,容易压陷角膜,切口的起点前移,角膜受压形态改变,右手必须随角膜形态改变而调整角度,否则很容易做出一个过长或者上瓣过薄的切口,增加了右手的操作难度;③出刀和注入黏弹剂时前房容易先发生塌陷(视频 1-1-1,视频 1-1-2);④患者配合差或者过于紧张,眼球上翻时,眼位固定困难,切口难以制作(视频 1-1-3)。

视频 1-1-1　　　　　视频 1-1-2　　　　　视频 1-1-3

这些错误中,尤以最后一条最为重要,并且也相当常见。我们经常会看到,平时温文儒雅的医生,在手术台上有时会因为患者的不配合而心急,与患者发生不那么愉快的交流。例如,患者被显微镜强烈的光线照射非常难受,眼球使劲往上翻,主切口附近的术野暴露困难,用镊子夹持结膜翻不动眼睛,还造成结膜出血和划伤。这时医生内心的确是焦急的,让患者向下看,可就是做不到,医生就可能会生气,可能会训斥患者。

但是,我想强调的是,在手术台上训斥患者,其实是有百害而无一利的。

患者躺在手术台上接受局麻手术,内心一定是想配合好手术的,几乎不存在故意不配合手术的患者。只是,患者多是第一次上手术台,又是给眼睛动刀,可能非常紧张。他并不是不想配合好,只是由于太紧张或者听力很差等原因没有能力配合,或者不知道怎么配合。在患者不配合时,某个正在进行的操作可能会产生危险,或者当并发症已经发生时,医生可能会非常着急,甚至生气和沮丧,此时可能就控制不住自己的情绪,大声地训斥患者。但实际上这种训斥对患者很难有正面的帮助,只会让其更加紧张。更糟糕的是,手术台上负面的交流会给患者产生误会提供"丰沃的土壤",一旦患者术后出现问题,即使是常见的小问题,例如当晚眼睛有点儿摩擦痛,患者也会往手术过程联想,是不是我没配合好,医生把手术做坏了?有的患者心重,可能一晚上都睡不好觉。如果对簿公堂,医生说患者术中突然眼动导致出现并发症,但很遗憾地告诉大家,法官不会同情医生。法官的逻辑很简单,患者未受训练,没有配合好手术的义务,评价患者配合因素对手术的影响是医生的职责,如果会影响手术效果,医生应该选择全麻手术。

所以,我们要特别注意在手术台上与患者的沟通方式,对患者应该以鼓励和肯定为主,尽量减少批评,更不能训斥。越是紧急、危险的时刻,越要控制好自己的情绪,尽量减轻患者的心理负担,减少误会的发生。

手术中控制患者的眼位,的的确确应该是医生的责任,那么在患者无法配合时,如何从容地做好切口呢?

要实现这一点,我们就要从切口的制作顺序着手。

当采取"侧切口—黏弹剂—主切口"这种顺序的时候,你会惊喜地发现,上述的四个新手期常见的问题竟然都消失了。

先做侧切口,侧切口可以左手单手操作,没有严格的位置、隧道形态要求,容错率高,对眼位的要求也比较低,很容易完成。这种顺序最妙的地方在于,侧切口完成后,我们就获得了一个非常好的抓持点,可以将显微镊插入侧切口,有力地控制眼位。初学者也可以显微镊单齿插入侧切口,并镊夹持可以更加有力。虽然此举会轻微损伤一点儿角膜上皮,但并无大碍。通过侧切口填充黏弹剂后,前房饱满,因为角膜后面有黏弹剂支撑,左手的显微镊也提供有力的抵抗,此时角膜就不再容易受压塌陷,即使刀不那么锋利,也能较容易地穿刺进入基质层。我们只需要练习好右手的动作,不需要再考虑角膜变形这个变量,角膜切口失误的可能性就小了很多。在进刀、出刀和黏弹剂针头插入的时候,前房里已经有黏弹剂,前房将非常稳定,即使有下压切口等错误动作,前房也不会塌陷。

由于有了侧切口这个非常强力的抓持点,眼位的控制将不再困难,即使患者眼球使劲上翻或者眼球震颤,也不再会影响手术进程(视频 1-1-4,视频 1-1-5,

视频 1-1-6)。这样,患者配合这个最大的干扰因素就消失了。手术中,我们叮嘱患者看灯,患者能配合最好,不能配合,我们也可以心平气和地继续操作,不再需要跟患者纠缠。很多时候,我们一下午有 50 多台手术,跟患者之间没有很多无意义的交流。开台时打个招呼,让患者看亮灯,最多说两次就不再重复。中间鼓励和夸奖一下患者,"保持不动,做得非常好"。然后就是结束时告诉患者手术很顺利,非常简单和愉快。不论患者是什么样的状态(包括老年痴呆患者),也能平顺地完成手术。这就是我们在追求的 100% 适应证。综上,角膜切口的制作顺序中,侧切口—黏弹剂—主切口就是最合适的方案,尤其是在新手期优势更大。即使是在手感非常好的成熟阶段,此种顺序相对于其他顺序而言仍然只好不差。

视频 1-1-4　　　　　视频 1-1-5　　　　　视频 1-1-6

有时我们会看到高手演示双刀同时制作切口,好处是减少了一步换手操作,节省了 5 秒钟时间,但这只适用于高手阶段,并且只适用于配合度特别好的患者,并不推荐初学者学习。等手术量达到数千,具备足够的手感和对患者的掌控之后,当患者突然动眼有足够快的应对时,对于我们而言,双刀法其实已并不需要特别练习,不难掌握。

第二节　切口制作方法

一、侧切口制作

明确了切口位置和顺序的最优学习方向后,下面我们来讨论切口制作的细节。

侧切口的制作相对比较简单,强调几个点即可,相信大家很容易掌握:①侧切口起点位置在角膜缘,尽量不碰结膜,可以刺破一点角膜缘毛细血管,形成切口位置的标记;②侧切口宽度 1mm,即用 1.0mm 矛形穿刺刀,全进即可(图 1-2-1),或用 15°刀,进入侧刃长度的 1/2(图 1-2-2);③侧切口刀刃应该冲上(术者方向),避免患者突然挤眼时切大切口。

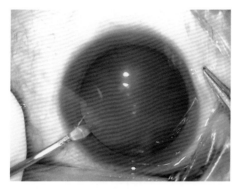
图 1-2-1 1mm 矛形刀制作侧切口

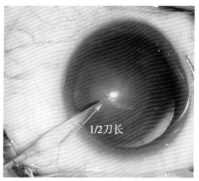
图 1-2-2 15° 刀制作侧切口

侧切口的宽度不能太窄,否则黏弹剂针头插入困难,也不宜过宽,否则容易发生虹膜脱出,核块卡顿,前房不稳。在初学阶段,用 15° 刀制作切口时,进入的长度掌握不熟练,可能通过侧切口插入黏弹剂会有点儿困难,可以适当做宽一点,达到 2/3 刀长。等插入黏弹剂针头的操作熟练了,再向 1/2 刀长靠拢。用 1mm 矛形刀制作的侧切口大小稳定,减少了对经验的要求,更推荐使用。标准宽度的侧切口,是快速处理破后囊的必要条件之一,具体在相应章节会有详细的讲解。

侧切口制作的容错率比较高,也就是说,即使切口做得不那么标准,对后续操作的影响也不是太大。通常左手下刀的时钟位在 2 点 ~3 点。对刀的倾斜角度也并没有严格的要求,支撑顺手避免抖动即可。在个别视野暴露困难的情况下,侧切口可以做在 3 点 ~4 点。

需要提及的是,很多医生会有一个下意识:一定要用右手镊子夹持结膜固定好眼位后才敢左手下刀。但这实际上并不必要,很多情况下,左手单手即可完成侧切口,右手至多只需要在对角线位置虚扶而已。只有在穿刺刀不是很锋利、患者配合欠佳时,右手镊子的协助固定才是必需的。并且镊子在固定眼位时,并不需要夹持结膜,只需要并齿轻轻抵住巩膜即可(视频 1-2-1)。养成这样的习惯,你就不必担心结膜下出血的问题,改善患者的手术感受。而且,在一些患者配合很不好的情况下,右手还有重要的任务,如向上提拉开睑器或者用镊子提拉上睑,帮助暴露侧切口的视野,用左手单手操作完成侧切口的制作(视频 1-2-4)。

视频 1-2-1

二、填充黏弹剂

因为侧切口相对较小,黏弹剂针头的插入不会一帆风顺,可能会顶在内口的后弹力层上插不进去(图 1-2-3),对于初学者而言,这有可能成为一个小难点。

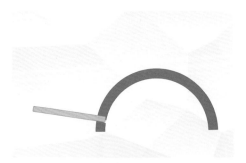

图 1-2-3 黏弹剂填充困难点

　　在黏弹剂针头插入的过程中,有一个立起的动作,去绕开后弹力层,而不是单纯线性方向的插入(视频 1-2-2)。当技术还不熟练,或者侧切口做得太小时,怎么使劲也插不进去,此时不要着急,将黏弹剂针头抵在切口处向前房推注黏弹剂即可,大概推注 1/4~1/3 前房容积的量。此时,此切口制作顺序的全部优势仍在,在制作完主切口后,记得通过主切口补充黏弹剂即可(视频 1-2-3)。

　　针头插入后,填充黏弹剂的动作要简单明了,针头沿着最大径线插入过中点,推注黏弹剂,目标是用黏弹剂将前房水或者气泡从侧切口赶出来。注意不要针头随意各处游走。例如,针头如果偏向 12 点位推注,房水将被赶向 6 点位而无法被置换出来,会给撕囊埋下隐患(见视频 1-2-4)。如果黏弹剂针头带入气泡,将气泡赶至侧切口下方,只要轻轻下压切口即可释放气泡。黏弹剂填充要足量,盖过瞳孔,比较明确的足量标志是黏弹剂从侧切口溢出,有时前房带入气泡时,也可以通过气泡形态判断,气泡被推至房角边缘并呈扁平状时,方为填充足量。

视频 1-2-2

视频 1-2-3

视频 1-2-4

三、主切口的制作

　　主切口的制作是重点和难点,在主切口制作之前,我们已经做好了一些准备:前房已经填充了黏弹剂,角膜有了一定的抵抗张力,左手镊子插入侧切口,可以很有力地控制眼位。各种混杂因素已经归一,我们只需要训练好右手的动作,把切口隧道按照我们预先的计划做好即可。

我们知道,切口隧道长短要精准。隧道过短,切口渗漏,前房不稳,虹膜容易脱出;隧道过长,切口经常会皱褶影响观察和操作。一个高质量的角膜主切口,需要好的位置、合理的长度和隧道形态。实际上,角膜切口制作的重点只有两个:起点和终点。起点,是刀刺入基质层的点;终点,是刀刺穿后弹力层进入前房的点。只要这两个点准确,一个切口就做好了。高手已经具备非常好的手感,可以很轻松地确定起点和终点。但初学者可能会遇到各种麻烦。例如,想从角膜缘起刀,但当真正刺入基质层时,可能已经前滑了1mm,这尤其是在刀不太锋利的时候更容易发生。再如,想走一个长隧道,但不知不觉刀尖已经刺入前房,获得了一个偏短的隧道。对于新手来说,确定这两个点并不容易。这里,我要与大家分享"小刀四段法",将主切口的制作分为埋、抬、点、进这四步进行,每一步有明确的目标:动作和参考标准,减少对手感的依赖,帮助新手准确确定主切口的起点和终点,迅速掌握切口的制作技巧。

在讲四段法之前,我们先探讨一下角膜切口起点的最佳位置。角膜切口起点可以向后做在角膜缘血管网后端,也可以稍向前在透明角膜区域。起点靠后的好处是角膜相对厚实,水密性更好,缺点是刀刃两侧容易切割结膜,引起大范围的结膜下水肿,影响术野观察,需要额外进行结膜拉扯动作。起点靠前可以避免结膜下水肿,缺点是前部角膜相对薄,水密性稍差。飞秒激光的切口因为只能做在靠前的透明角膜上,水密性就难以令人满意。水密性和结膜水肿(可通过拉扯结膜避免)两者相比较,水密性显然更重要一些,所以初学者可以将切口起点位置做得稍靠后一些,做在血管网上,在获得一定的经验之后,再将起点慢慢向前移动。最理想的位置是角膜缘血管网前0.5mm,或者换一种说法,就是在不引起球结膜水肿的前提下,尽量靠后。刀刃两侧切割结膜引起结膜下水肿是可以接受的,但绝不是必需的。随着经验的积累,应慢慢找到既能确保水密又不引起结膜水肿的最佳位置。

确定了切口起点的位置,下面我们讲解小刀四段法的操作要领(表 1-2-1)。

表 1-2-1 小刀四段法的操作要领

	步骤	目标	具体操作	进阶操作
四段法	埋	不前滑 落实起点	刀尖大角度刺 / 埋入角膜基质	埋、抬融合
	抬	刀尖不进前房	抬头上翘在角膜层间行进	
	点	刀尖主动刺破,确定终点。控制发力	到达1/2刀长后,点头 / 下压,制造大角度,控制发力刺破后弹力层,刺入尖部即可	点、进融合
	进	不伤前囊	刀改为水平,全进完成切口	

（一）第一段操作：埋

此段操作的目标是确保进刀的点，就是预先设计的起点，避免发生刀尖向前滑动，实际进刀点比设计的起点前移的错误。在刀不是很锋利的时候，这种错误并不少见，有时我们看到刀尖前有一层角膜组织覆盖，以为已经刺入角膜，但实际上刀尖是在基质层与上皮层之间前滑，真正刺入基质层时，已经较预先设计的起点前移了1mm。实现这一目标的操作要领是刀尖以较大角度刺入，将刀尖的坡形结构埋入角膜基质层中（图1-2-4）。

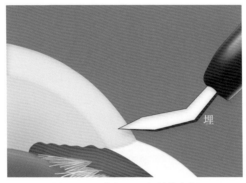

图1-2-4　"小刀四段法"之埋

（二）第二段操作：抬

此段操作的目标是确保刀尖一直在角膜基质层间前行，不进入前房。这一步操作，要将刀尖上翘，接近于平行角膜拱形的角度，不管前行多远，都一直在角膜基质层间，不会进入前房。大部分金属刀前进的距离是1/2刀长，有的刀面上有刻度，那就前进到刻度即可。不同类型的宝石刀的前行距离可能需要根据刀长进行一些调整。

在培训授课时，我会强调第二段的重点是上翘，抬刀，确保刀尖不入前房。但有时学员会理解过度。我曾经遇到过带教的学员做切口时，上翘动作过度，结果刀尖扎入基质层后，又从角膜表面穿刺而出，然后退刀重新前进完成切口。当Phaco手柄插入时，水柱像喷泉一样喷涌而出，直射显微镜。那台手术最终在一片水雾朦胧的视野中完成，非常狼狈，令我印象特别深刻，大家要避免这种错误。

在第二段操作中，要控制手部力量，控制前进的速度，密切注意刀尖是否进入前房。如果第二段还没走完计划中的1/2刀长，刀尖已经进入前房，我们称之为"非计划进前房"。此时，可以将刀稍稍后撤，然后上翘再继续前行，直到1/2刀长走完为止（图1-2-5）。之前误穿刺的内口比较小，完全不会影响后面的操作，当它没有发生过即可。

第二段我建议的前进标准是 1/2 刀长。其实这个长度是有一定的安全冗余的,也就是说,有时隧道长度并未达到 1/2 刀长,例如只有 1/3,切口的水密性仍然可以胜任后面的操作。但我们要知道,不同技术水平的医生对切口的容忍度是不同的。2 分钟完成手术、超乳效率很高的医生,手术过程中牵拉和烧灼等对于切口的骚扰都很轻微,1/3 的长度可能也足够。而 10 分钟完成手术,超乳过程可能产生切口灼伤的时候,1/2 的长度才能维持足够的水密性。而且,新手因为动作生疏,动作可能不达标,实际制作的隧道可能短于预计,有一定的安全冗余,有利于新手制作足够优质的切口。

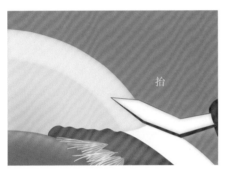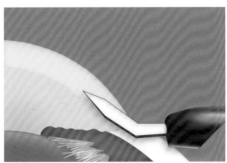

图 1-2-5　"小刀四段法"之抬

（三）第三段操作: 点

此段操作的目标是在第二段已经完成既定长度的隧道时,马上穿刺后弹力层进入前房,将终点位置确定下来。那如何才能马上穿刺后弹力层呢? 此时就需要重新调整刀面的角度,从平行角膜转向大角度。具体操作是下点刀尖或者整体下压刀面,此时刀尖正顶在后弹力层上,会将后弹力层压出一个切迹,与刀尖平面形成较大角度,利于穿刺。此时还会出现一种特有的光晕,代表刀尖正顶在后弹力层上,如果下点刀尖时并未看到这种光晕,则代表第二段操作已经失误,此时刀尖早已进入前房（图 1-2-6）。

后弹力层很致密,穿刺后弹力层时会有一定的失落感,需要控制好手部力量,阻力大时,可以左右扭动前行,只进入刀尖,第三段即告完成。要注意避免因力量失控突然将整个刀头插入眼内,损伤晶状体或者角膜。

（四）第四段操作: 进

此段操作的目标为不伤晶状体和角膜,刀面全进,完成切口。操作相对简单,将刀面调整至水平,全进全出即可。

退刀时,动作应快,注意不要下压切口,避免开放切口。

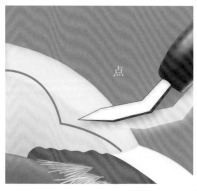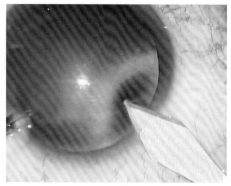

图 1-2-6 "小刀四段法"之点

简单的概括:第一段核心是不前滑,第二段核心是不进前房,第三段核心是马上让刀尖进前房,第四段核心是不损伤晶状体刺入刀面。随着手术例数和经验的增加,这四段操作可以逐渐融合。第一段只要确保埋入不前滑,刀面可以放平,埋、抬两段可以融合为一个连贯动作。第三段点头刀尖进入前房后,可以不再下压,平进刀体连贯完成第四段动作(图 1-2-7)。这样,整个切口的制作就会连贯起来,在高质量的同时,获得高效率。

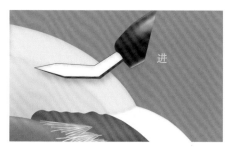

图 1-2-7 "小刀四段法"之进

我们在讲第一段的操作中,提到要将刀尖的坡形结构埋入角膜基质层中,之所以要把刀尖的坡形结构埋入基质层,是希望后面刀尖在层间前进时,不至于上唇太薄,造成水密性下降(图 1-2-8)。

视频 1-2-5

第三段刀尖形成大角度,穿刺后弹力层时,其实除了下点刀尖或者整体下压刀平面,还有一种做法,即抬高刀的尾部,同样可以形成大角度进行穿刺(视频 1-2-5)。但这种做法会有一个问题,在抬高刀尾时,刀刃两侧可能会切割切口侧翼(图 1-2-9),在刀刃很薄、很锋利的情况下,可能会形成一个弧形的切口(图 1-2-10)。

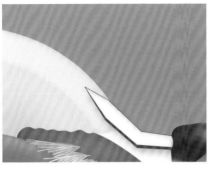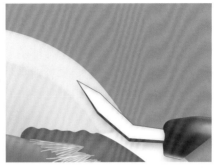

图 1-2-8 注意上唇厚度

有的一次性 3.0mm 穿刺刀的刀体较厚，侧刃锋利度较为适宜，不会形成切割，完全可以采用抬高刀尾的操作。但有的一次性 3.0mm 穿刺刀的刀体非常薄，侧刃极为锋利，容易切割侧翼，就不适宜使用抬高刀尾的手法。侧刃锋利的刀，制作切口更流畅，为高手所喜爱，但对新手可能不够友好。

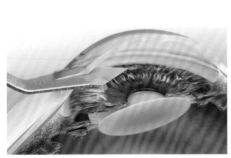

图 1-2-9 抬高刀尾，会切割两翼

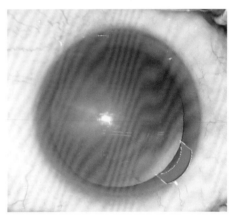

图 1-2-10 弧形切口

对于 ICL 手术来说，一个完美的切口是手术成功最重要的保障。对于从白内障手术转型到 ICL 手术的医生，切口制作不会有很大的障碍，但对于从屈光手术转型到 ICL 手术的医生来说，切口的制作还是需要一定的学习。"小刀四段法"可以帮助医生快速掌握切口制作的技巧，确保切口水密，避免眼内组织损伤。与白内障手术不同的是，ICL 植入手术可以完全不使用黏弹剂，侧切口可以制作得较小，少量注水保持前房饱满（笔者习惯注入少量 1∶5 稀释的肾上腺素溶液），然后用 0.2~0.3mm 的显微平镊或者齿镊插入侧切口固定角膜，即可制作主切口。其他注意事项与白内障手术切口制作基本相同。

四、主切口的位置

主切口的时钟位并没有具体的限定,只要找到手支撑稳定、舒适的位置即可,注意避开开睑器的金属棱。后续所有操作均在此位置进行,所以方便支撑、稳定舒适就是选择主切口时钟位的基本原则。因为侧切口通常做在 2 点 ~ 3 点时钟位,主切口做在 10 点 ~11 点位较为常见,双手形成 120° 夹角,操作最舒适,但这个夹角并没有限制。

在进行个性化白内障手术时,为了消减 K_2 子午线上的散光,主切口需要做在 K_2 轴上,必要时需要调整手术者的位置,例如 K_2 轴位为 50° 时,需要在患者侧方手术。此时支撑和操作的难度可能会增加。通常建议新手期选择自己最舒适的姿势和位置进行手术,待熟练后,再考虑进行个性化手术。

五、穿刺刀的握持

左右手穿刺刀都可以采用持笔式握持,因为主切口的四段法需要有一些角度的变化,右手握持基本原则与撕囊镊相同,用最小的手部动作完成较大的角度变化(视频 1-2-6),具体操作细节请参考第二章"撕囊"。

六、制作主切口时,左手的任务

我们在讲解小刀四段法时,都在讲右手的操作,时而上翘,时而下压,动作幅度比较大,对支撑是有一定的要求的。其实,此时左手的镊子除插入侧切口固定眼位以外,还有一个任务——迎送——通过左手的迎送可以有效减少右手的动作幅度,减少支撑的难度。例如第二段"抬"的操作中,右手刀平面上翘,可以形成平行角膜的角度,如果左手向 4 点位推送眼球,右手刀平面即使保持水平,也同样可以形成平行角膜的姿态(图 1-2-11)。第三段"点"的操作中,右手刀平面下压,与角膜后弹力层形成相对大的角度利于穿刺,如果此时左手向主切口方向迎刀而来,也同样可以形成较大的角度。当然,实际操作中,双手均应有所动作,达到整体动作最小化的原则(视频 1-2-7,视频 1-2-8)。

视频 1-2-6

视频 1-2-7

视频 1-2-8

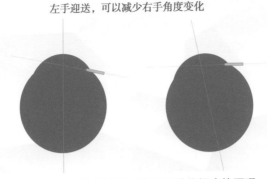

左手迎送，可以减少右手角度变化

图 1-2-11　迎送动作减少右手动作幅度的原理

如果仔细观察我的手术视频，会看到我基本上都会有左手的迎送动作，但动作非常细小。如果没有讲解，读者可能很难注意到，这就是看视频"照葫芦画瓢"的问题所在，很多技巧，单靠看是看不出来的。后面的章节中还有很多类似的细节，我会给大家做彻底的剖析，只有这样，才能让你真正理解到手术中的全部精髓。

第三节　新手期常见错误动作分析

一、切口有尖嘴

切口理想的形状应该是长方形，但初学者在按照四段法制作切口时，会发现内口下唇出现图 1-3-1 所示的尖嘴。这个尖嘴的形成有三个原因：①在第二段翘刀到第三段刀尖点头时，角度变化的动作幅度大；②第三段穿刺入前房时，进入的刀尖过多；③第四段进刀的过程中，有下压切口的力量切割了两翼。当动作逐渐熟练后，可以做到左手迎送动作帮助减少右手角度变化，第三段只进很小的一点儿刀尖并与第四段平进连贯之后，这个尖嘴就会消失。

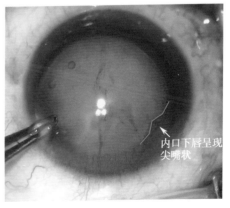

内口下唇呈现尖嘴状

图 1-3-1　内口下唇呈现尖嘴

值得一提的是，这个尖嘴虽不美观，但并不影响切口的功能，在学习初期是允许出现的。

二、切口倾斜

切口制作的过程中,要注意切口两翼,当刀平面有倾斜时,会出现切口两翼前进速度不一致的情况(视频 1-3-1,视频 1-3-2)。及时发现后,可以一边前进,一边向反方向回压,就可以改善。

三、侧刃锋利切豁侧翼

在使用刀体很薄、侧刃特别锋利的刀,例如马尼刀时,进刀时不可有提刀动作,控制不当可能切割侧刃,如果进刀过于犹豫,有可能直接切豁侧翼(视频 1-3-3)。遇此情况,只能更换位置重新制作主切口。

四、球结膜水肿

第一段起点太靠结膜,或者第四段过于下压切口,切口两侧切割结膜,都可能引起结膜兜袋。超乳针头的水液从切口溢出会灌入兜袋,引起较大的球结膜下水肿(图 1-3-2)。积水反光会严重影响术野观察。所以,在超乳针头插入切口时,应该首先观察结膜是否水肿,如果发现有形成兜袋的迹象,用劈核钩牵拉一下切口即可解决问题(视频 1-3-4)。

视频 1-3-1　　　　视频 1-3-2　　　　视频 1-3-3　　　　视频 1-3-4

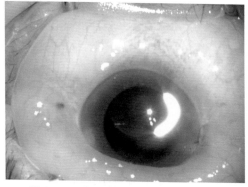

图 1-3-2　切口太靠后导致结膜下水肿

五、后弹力层撕脱

后弹力层撕脱通常表现如图1-3-3所示,有一条整齐的横边和一侧飘荡的膜样组织,是新手期比较常见的切口并发症。后弹力层撕脱通常发生于超乳后期,它并非某个动作直接导致的,而是由一个或多个错误动作连续、多次作用累加导致的。

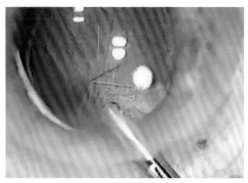

图 1-3-3 后弹力层撕脱

1. 在主切口制作阶段,如果穿刺时没有达到四段法中第三段的要求,通过改变进刀角度或者下压刀尖等动作形成较大的穿刺角度,就有可能将后弹力层带下来一点,造成小范围的分离,这在刀尖不是特别锋利的情况下尤其容易发生。

2. 超乳针头插入主切口时,针头、套帽都会摩擦后弹力层,如果出水孔摆放位置没有处于水平,而是处于上下,那么会增加摩擦后弹力层的概率,这些摩擦会加重后弹力层撕脱的范围和程度。

3. 当超乳针头回退到切口附近时,灌注液可能会冲刷后弹力层,加重之前已经发生的分离。如果超乳针头安装时露出套帽的部分过多,在进行针头向后退的动作时,出水孔可能退至切口内唇,甚至退入切口内,加重后弹力层分离(图 1-3-4)。

手术操作时间比较长时,上述动作一点儿一点儿积累,最终就可能导致较大范围的后弹力层撕脱。在撕脱范围的两端尚未断开的时候,会呈现兜袋状(视频 1-3-5)。一端断开后,就会呈现一侧整齐的横边、一侧游离的形态。读者一定要多看视频,对这两种形态建立敏感性,切勿在术中将其误认为前囊膜吸走或者撕除,造成严重的后果。小范围的撕脱并不会特别影响手术操作,术毕可以通过前房注气使其重新贴附,而大范围的撕脱对于新手来说操

视频 1-3-5

作风险较高。为了避免后弹力层撕脱,在切口制作以及超乳操作中,都要严格按照规范操作。

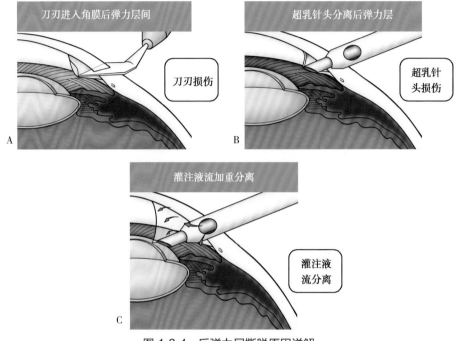

图 1-3-4　后弹力层撕脱原因详解

第四节　水密切口的规范操作

手术最后一步操作——水密切口,看上去很简单,但其实也有玄机。我们在一些手术录像中会看到,在水密切口操作中,前房会先瞬时变浅,然后加深。在囊口撕得比较大的时候,人工晶状体可能会随着前房瞬时变浅而脱出囊袋,只好重新调整其位置。也许这算不上大麻烦,但在后囊破裂的案例中,这可能让前面处理玻璃体的努力"前功尽弃"。那么正确的操作是什么呢?

首先,请大家思考一个问题,在水密切口的时候,针头插到的位置应该是 A 还是 B(图 1-4-1)?

也许你认为应该是 B,为了水密切口,将内口打水肿应该更有效,我在最初的 5 000 例手术中也曾经这样认为。

切口的水流方向有两种情形:①水流有进有出;②水流只进不出。

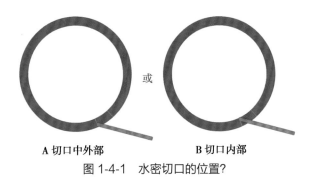

A 切口中外部　　　　　　B 切口内部

图 1-4-1　水密切口的位置?

当针头插入切口或者插在内口时,切口会被针头撑开,此时水流是有进有出的,为了使前房不塌陷,应该注意几个问题:①针头应该带水插入,并且要有一定的注水速度,确保入水足够补充出水;②针头下压动作要小心,下压切口会瞬间增加出水,如果注水速度不够,会导致前房变浅。

在某些操作中,我们需要水流有进有出,例如水分离操作和用注水针置换黏弹剂的操作。但在其他操作中,我们对切口的水流要有一个意识,那就是只许进不许出,这个意识在平时关闭切口时就要进行练习,在处理脱出的虹膜和破后囊快速处理的时候,这个原则非常重要。

那么我们回到刚才的问题,水密切口的时候,应该选择 A 还是 B 呢?

经过上面的分析我们知道,A 才是最优选择。因为针头插入内口会存在一个问题,就是切口会被圆形的针头撑开,前房里的内容物将有机会顺水流流出。而如果选择 A,内口保持关闭,针头出水流向四方,其中一小部分挤入前房,此时切口的内口就形成一个活瓣,水只进不出,这样前房的加深就是单向的。在后面相应的章节中,我们讲解如何快速处理脱出的玻璃体或虹膜,就非常依赖这个原则。

我们还经常看到医生把切口两侧打得一大片白(视频 1-4-1),这是合理或必要的操作吗?

其实这是没必要的操作,当我们用四段法把切口隧道制作得很标准时,水密性已经很好,水密切口操作更重要的目的是增加前房的压力,使其保持稍微饱满下台,避免低眼压。低眼压时脉络膜水肿的可能性增加,术后短期切口未完全密闭时,可能会有结膜囊里的泪水逆流入眼内,增加眼内炎的风险。角膜注水

视频 1-4-1

过多,把角膜打白,会增加第二天角膜水肿的程度,只有在前期切口制作有误、水密性不达标时才是必要之举,只要下台前观察前房稳定,这一步就不是必需的。

复　习

嘱患者看灯,看灯的指令比"向下看"更清晰易懂,如不能配合则不必勉强。

2 点半~3 点角膜缘起点制作侧切口,右手镊并齿轻压对侧巩膜抵抗。

1mm 矛形刀全进,15° 刀刀刃冲术者,进 1/2,出刀前可斜切内口(可选动作)。

双手持黏弹剂,左手示指抵住针头,右手推注。

粘弹针头下翘绕过内口后弹力层,插入对侧瞳孔缘内 1mm,推注(不要太缓慢),边推边退,黏弹剂泡超越瞳孔缘,溢出或者前房有气泡被赶至房角压扁为足量。

左手镊并齿插入侧切口控制眼位,如初学者,亦可以夹住侧切口。

右手穿刺刀扎入角膜基质,确保不前滑;左手送,右手倾,在基质层平进,到达 1/2 刀长;左手迎,右手立(薄片刀可以下压),控制手部力量,尖部刺入后弹力层;左手送,右手平进平出(薄片刀可以轻下压进)。

第二章

撕囊

撕囊是对白内障手术过程和结果有关键影响的重要步骤,是白内障手术的两大学习难点之一,撕囊口的大小决定了后续 Phaco 和 I/A 注吸操作的难度,一个大小适中、连续的囊口,是后续 Phaco 操作的保证。对新手期的学习来说,只有撕囊质量较好,才可以继续进行 Phaco 操作,这样万一后囊破裂,只要后面救场的医生处理得当,人工晶状体仍然可以植入,患者不会有太严重的不适,术后视力恢复仍有一定保障。如果囊口不连续,万一后囊破裂范围大,人工晶状体无法植入,只能悬吊或者二期植入,会明显增加患者的心理负担。

视频 2-0-1

撕囊是白内障手术学习过程中的一个限速阀,是一个需要量的积累才能引起质变的步骤,医生在这一步骤的学习中,应该注意步步为营,要把理论理解通透,在猪眼球、活体兔眼和模拟眼中将每个小动作雕琢好,及时总结,以最小的代价掌握撕囊,减少患者承担的风险和代价。

这一章节的学习目标是理解撕囊理论,解决看不清、找不着、抓不住的问题,学习支撑技巧,学习简化起囊操作的方法,并通过视频理解撕囊中各种失误的发生原因[*]。

在撕囊开始前,要确保前房有足量的黏弹剂,将前囊膜尽量压平,如果前囊拱起度高,囊口在撕囊过程中,会有更多的向赤道部裂开的趋势,前囊口压平会减少这种趋势(图 2-0-1)。在撕囊过程中,黏弹剂还会不断溢出,尤其是初学者撕囊过程比较慢,可能需要中途补充黏弹剂。

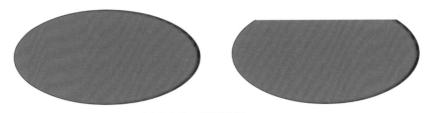

图 2-0-1 前囊拱起

第一节 方 案 选 择

一、撕囊的器械

两种器械都可以很好地完成撕囊。学习曲线上两者相似,控制能力上双

---

* 本章节的培训视频讲座见视频 2-0-1。

爪的撕囊镊较截囊针更佳,动作熟练后,破囊、划囊、抓囊撕开的起囊动作是连贯的,在膨胀期全白混浊的撕囊时,动作连贯意味着基本不会发生阿根廷旗的现象(视频2-1-1)。截囊针也有一点儿优势,其在撕囊过程中切口张开较小,黏弹剂溢出速度慢。在不同大小的切口中,使用截囊针的动作体验基本一致,而若使用撕囊镊,在1.8~2.4mm的微小切口中则应使用配套的细爪撕囊镊,如果未来切口进一步缩小,则需要使用更加精细的管式器械。

视频 2-1-1

因撕囊镊的使用量更多,速度快,上升空间更大,本书建议学习使用撕囊镊进行撕囊,当然,如果你的带教老师只用截囊针,你也可以学习针式撕囊,其中大部分动作原理是相似的。

二、撕囊的方案

在讲解撕囊的具体动作之前,我们需要先讨论一下撕囊方案的选择。

向上还是向下起囊?顺时针还是逆时针撕囊?

前房中,各区域的操作难度是有区别的,当主切口位于10点~11点位,囊膜在3点~7点位被折叠时,镊子方向与囊膜折叠的方向一致,利于换手抓持。所以,图2-1-1所示的远离切口的蓝色区域是操作较为容易的区域,如图所示,橙色区域更靠近切口,则是操作较为困难的区域。此外,器械可能引起切口皱褶,影响观察,并且,当囊膜在9点~1点被折叠时,撕囊镊杆部与囊膜折叠的方向垂直,不容易精准抓住表层囊膜,一旦抓深,可能会抓到下层囊膜导致裂开,且黏弹剂向切口溢出可能带动撕起来的囊膜移动,甚至使其随黏弹剂流出切口,更增加了囊膜裂开的风险。所以,在新手期,应尽量避免在橙色区域换手。

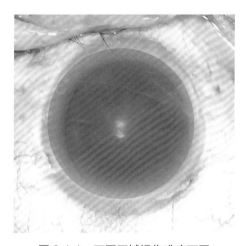

图 2-1-1 不同区域操作难度不同

比较常见的撕囊方案有两种：①中点破囊后向切口方向(11点~2点)起囊，顺时针撕囊；②向切口远端方向(4点~6点)起囊，逆时针撕囊。

1. 向切口方向(11点~2点)起囊，顺时针撕囊。

优点：几次换手位置在3点~7点，是相对容易的操作位置，学习曲线短。操作熟练后，可以用撕囊镊单爪破囊和划囊，然后并齿直接撕囊，是最为连贯的撕囊方法。

缺点：起囊操作位于接近切口的区域，操作有一定困难，起囊的学习曲线长。

2. 向切口远端方向(4点~6点)起囊，逆时针撕囊。

优点：起囊操作位于远离切口的区域，操作容易，起囊的学习曲线短。

缺点：换手操作位于接近切口的区域。此外，向远端起囊的方式通常需要上方带刃的撕囊镊，或者需要并齿起囊，然后再张开镊子抓囊，动作不连贯，在一些晶状体膨胀力强的病例中，可能会来不及抓囊，囊口便已经裂向周边。

视频 2-1-2

这两种方案各有优劣，整体讲并没有明显的差别，选择任何一种方式学习均可，掌握切口下换手的要领之后，可以随时切换。由于大部分撕囊镊的齿刃位于朝向切口的一侧，且向切口起囊时可以采用单爪起囊这种更连贯的方法，对膨胀期白内障等特殊类型撕囊更有利，所以笔者最终选择了向切口起囊、顺时针撕囊的方式作为主打方法(视频2-1-2)。下面我将主要按照这种方式进行具体动作的讲解。

在讲解撕囊动作之前，我们首先需要理解撕囊过程中最常见的两个困难："看不见"和"抓不着"。

"看不见"有三个原因，皮质骚扰、红光反射和切口皱褶，其中皮质骚扰是最重要的原因。在起囊和换手的动作中，新手对囊膜形态不敏感，容易找不到囊膜，如果乱抓一通，镊尖骚扰皮质后，囊膜将更难辨认，最终就会导致撕囊失败。要解决"看不清"的问题，关键是要减少皮质骚扰，除起囊阶段之外，镊尖应该一直运行于囊膜平面之上，不应再碰触皮质。一个标准的撕囊结束后，应该只有起囊处的皮质有划痕，其他部位的皮质都保持洁净。这样，配合左手红光反射的调整，囊膜将始终处于干净的背景之中，很容易辨认。

那么，如何才能避免皮质骚扰呢？后面讲解的每一个动作，都将围绕该原则进行。

第二节 具 体 操 作

一、起囊

起囊包括破囊、划囊和抓囊三个动作,是撕囊的第一步,也是最关键的一步。笔者推荐用撕囊镊右齿起囊,轻微倾斜撕囊镊,单齿破囊、划囊,划囊到位后并齿揪住前囊撕向3点位,即可快速离开切口下这个"危险区域",这是最连贯的起囊动作,能够快速松解晶状体内部压力,对一些膨胀性的白内障也有很好的发挥,动作熟练后,可以减少起囊阶段囊膜向赤道部裂开的风险。当然,在尚不熟练的阶段,单齿起囊会有一定的操作难度,可以采用起囊器起囊,或者用1ml注射器先刺破囊膜等方式简化这一步骤,等具有一定的操作感悟后,再转为单齿起囊的方式。

要做到上述连贯的起囊动作,关键词就是"浅"。"浅"有两个目的:①减少对皮质的划伤,我们只需要挑起囊膜撕除,碰到下面的皮质属于误伤,所以镊齿没必要插深;②镊齿呈锥形,插入得浅,是在用尖端划囊,这样才能保持锋利,从而划出一个"一"字缝。如果插入得较深,则是在用较粗的体部划囊,就很容易裂开形成一个"人"字。我在培训讲课中,会作这样一个比喻:用一支笔去划一张纸,当我把笔尖插入纸中,会划出一个"一"字缝,而如果我把笔深插进纸中,则会划出一个"人"字缝(视频2-2-1)。如果形成"人"字缝,动作将不再连贯,我们需要提起镊子,去寻找"人"形裂开的一侧,抓起继续撕囊。因为此时处于接近切口的危险区域,对于新手来说,可能就会迷失囊膜所在,导致撕囊失败。

视频 2-2-1

不仅刺破囊膜时要"浅",划囊和并齿抓囊的整个过程都应该保持"浅"。有的显微撕囊镊腿部做得很细,即使插深也能形成"一"字划开,但如果在并齿动作中右齿埋入过深,那么左齿在与右齿汇合的过程中,会像剪刀一样直接将囊膜切破而无法揪住囊膜,还会骚扰皮质,影响后续的操作。

下面我们依次讲解起囊的三个动作。

二、破囊

即撕囊镊轻微倾斜,用右镊齿刺破前囊膜的动作。可选择在晶状体中心点进行破囊,要注意镊子并不是只用下压的力量刺破囊膜。在镊子齿部不是很锋利的时候,单纯下压,即使在囊膜中心点形成很深的凹陷也不一定能够刺破,即使刺破,镊齿尖已经扎入皮质过深,不符合起囊极浅的原则。此外,下压过度会使得晶状体内部压力陡增,有时会突然形成纵向破裂,即阿根廷旗现象(图 2-2-1),造成严重后果。正确的动作是,镊齿轻度下压囊膜后,稍向左错一下,这个非常微小的动作可以使囊膜立即破裂,使撕囊镊齿尖得以浅浅地埋入囊膜下(视频 2-2-2)。

视频 2-2-2

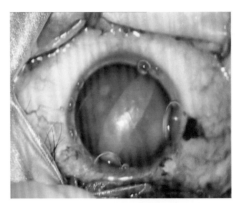

图 2-2-1　阿根廷旗现象

三、划囊

即破囊后向切口方向切开囊膜的动作。划囊仍然要浅,只挑着囊皮划破即可,尽量减少对下方皮质的扰动。只有足够浅,划囊到位后并齿抓囊才能一气呵成。划囊的长度一般是晶状体中心至瞳孔缘一半的距离(约 1/3 角膜半径)。划囊的方向有几种,可以向切口下,也可以朝向偏左侧的位置。但从整体规划和效率上讲,我建议向切口方向(10 点 ~11 点)直线后退划囊,目的是最后一次在 7 点位进行换手抓囊后,可以一次将撕囊完成,如图 2-2-2A。而如果向左划囊,当撕到 7 点位时,可能无法一把完成,需要在 8 点 ~12 点位再换一次手,如图 2-2-2B。对于熟练的医生来说这不算什么问题,但对于新手来讲,此处换手可能不容易夹住囊膜,且囊膜有随黏弹剂流出切口的风险。这些风险应该在学习初期通过合理的策略进行规避,尽可能避免患者为手术的成长付出代价。

视频 2-2-3

划囊过程中,撕囊镊始终是保持轻度倾斜的。判断是否够"浅",一个指标就是撕囊镊的左齿,划囊过程中左齿如果碰触到晶状体囊膜,那就说明右齿过深,在并齿抓囊时,就可能剪破囊膜而抓空(视频 2-2-3)。

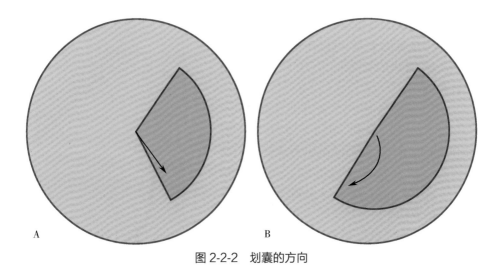

图 2-2-2 划囊的方向

四、抓囊

如果破囊和划囊动作都很浅,划囊到位后,并齿抓囊直接带向 3 点位即可。并齿的过程中,应注意双齿互相靠拢或者左齿向右齿靠拢,而左齿不动右齿并向左齿是错误的(视频 2-2-4)。这样操作会使囊口过快裂向赤道,使囊口过大或者无法带到 3 点位,被迫在 1 点位换手,增加初学者的操作难度。

某些情况下,例如超高度近视前房过深,撕囊时撕囊镊不得不下探很深,会压迫主切口引起皱褶,影响划囊和抓囊过程的观察。此时需要将动作做到位,不必非得辨认清楚,直接抓囊拉起,看囊膜是否被带起,如未带起囊膜可以重复操作。新手期不要在切口下轻易松开镊子(视频 2-2-5)。

起囊的动作要求"浅",尽量不碰皮质而只把表层的囊膜挑起来撕除,的确有手感和技巧的要求,需要一个熟练的过程。初学者可以按照"由浅入深、宁浅勿深"的原则操作。太浅还有重来的机会,过深则可能直接导致撕囊失败,即使多次重来(视频 2-2-6),虽然看起来有些笨拙,但却是我鼓励的新手逻辑。

视频 2-2-4

视频 2-2-5

视频 2-2-6

如果使用撕囊镊单腿起囊感觉有困难,或者想尽快将撕囊这关通过以便进行后续步骤的学习,可以使用一些简化起囊的器材,常用的有两种:小刀起囊器和1ml注射器。

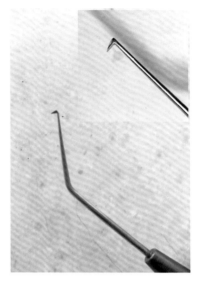

小刀起囊器是一个单齿的小钩,如图2-2-3所示,尖部锋利,增强了后刃,简化破囊和划囊动作,能够确保做出不骚扰皮质的很浅的"一"字划囊(视频2-2-7)。建议最初100例使用起囊器,这可以大幅度提升新手期撕囊的成功率。

1ml针头也可以帮助破囊,尤其是在一些囊膜钙化、小角膜以及悬韧带特别松弛的病例中,撕囊镊的尖部可能无法刺破囊膜,此时用1ml针头破囊是更易行可靠的方法(视频2-2-8)。

图 2-2-3　小刀起囊器

视频 2-2-7

视频 2-2-8

五、换手

起囊时如果顺利地把囊膜撕到3点位,后面的两次换手操作将在3点~7点容易操作的区域内进行,只要记住"扯""松""绕"三个动作。这个阶段比较容易学习。

我们一般建议在3点附近和7点附近进行两次换手,下面我们讲解换手时的注意事项。

（一）扯

松手前动作:在任何一次松开镊子之前,都应做一个"扯"囊的动作,目的有二:

1. 把囊膜立起。立起的囊膜可以方便下一次换手抓持而不触碰皮质。扯囊的方向并不一定是向瞳孔圆心,扯向切口更加合理。例如在3点位时,可以向切口右脚扯囊,在7点位时,可以向切口左脚扯囊。这样立起的囊膜与镊子的方向相一致,方便抓持(视频2-2-9)。如果是在切口下的区域换手,则应向切口反方向扯囊,同样可以方便下一次抓持。

2. 使裂口向内收,避免向赤道裂开。

（二）松

松开镊子重新抓持囊膜时,有时囊膜会粘在齿尖上,如果镊子松开后直接奔向下一个抓持点,囊膜可能会被带过去,揉成一团,那刚才我们扯立的动作就白费了(视频 2-2-10)。所以在松手后,镊子应该做一个很小的远离裂口的动作,确保囊膜与镊齿彻底分离,然后再进行下一次抓囊。

（三）绕

松开撕囊镊后,镊子不要径直走向抓持点,应该做一个绕行的动作,避免在行镊时碰到立好的囊膜,影响下一次抓持。

总之,换手的操作中,要解决"抓不着"的问题。要点就是松手之前要为下一次抓持创造最好的条件,并且保持好不要破坏,这样换手时就不容易碰到皮质。保持背景干净,辨认清晰,换手动作就不难学会。值得一提的是,任何一次松开撕囊镊前,都应该有"扯""松""绕"的意识。新手期比较容易犯的错误是松手太随意,觉得有点儿问题或看不清楚就随便松开了镊子,此时囊膜随意飘荡,可能与镊子形成一个很别扭的角度,不方便抓持(视频 2-2-11)。有时还会折叠完全平铺在下层囊膜上,下一次抓持可能会抓到下层囊膜,导致向赤道部裂开(视频 2-2-12)。

视频 2-2-9　　　　视频 2-2-10　　　　视频 2-2-11　　　　视频 2-2-12

3 点~7 点的位置属于容易操作的区域,这期间允许多换几次手,但最后一次换手不应超过 7 点位。7 点位换手夹住囊膜后,镊子只需要带向 9 点然后向中心划一个"V"字,撕囊即告完成(起囊划囊时应该朝向切口)。换言之,即使在 6 点位刚刚换过手,可以直接撕到 9 点位,但也应该在 7 点停下,重新换手。新手期要极力避免 9 点~12 点的换手,这里对于新手来说是比较危险的区域,很容易操作失败,等有 50 例左右的成功撕囊经验,就可以胜任切口下的换手操作了。

（四）换手撕囊时的抓点

因为晶状体是椭球体,所以囊膜撕开处的裂口有向外裂开的趋势,但有黏弹剂压迫,其本身也有一点儿韧性,所以裂口处于非常微妙的力学平衡而没有裂开。新手阶段换手重新抓囊时,抓点不应过于靠近裂口。距离过近,可能在镊子并齿的过程中,将力量传导至裂口引发裂开(图2-2-4),应在1mm以外抓囊。只有非常熟练、撕囊动作快、手部稳定性非常好的时候,才能抓向根部。

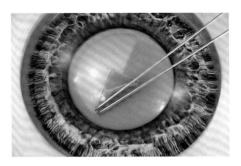

图2-2-4　换手的抓点

(五) 囊膜形态分析

换手时,囊膜有四种形态,用撕囊镊的双齿夹持的位置描述,即内外、双内、双外、平铺。最好的形态是内外和双内,这也是我们通过"扯"囊动作希望获得的形态。平铺的时候,需要小心夹持,不要夹到下层囊膜。双外也是需要小心的形态,双外时囊膜有向外裂的趋势,需要更果断、快速的撕囊手法。

除前面讲解过的撕囊方法之外,还有一种用矛形刀破囊的方法也很巧妙。具体的操作是使用1mm矛形穿刺刀制作侧切口,顺势插入前房,直接在合理位置扎破前囊,然后撕囊镊夹住破口处囊膜撕囊,这种方法有点儿像向6点位起囊的方式,缺点是会面临一次切口下的换手操作,不过只要掌握好"扯""松""绕"的动作,切口下换手也并不困难。

视频2-2-13

有时,当囊膜很结实的时候,或者在撕囊的力量非常巧妙的情况下,是可以两次换手完成撕囊的(视频2-2-13),但我们不推荐初学者尝试,因为囊膜可能会在切口下撕断,被迫进行切口下换手。

六、撕囊镊的握持技巧

角膜切口平面是高于囊膜平面的,当撕囊镊插入角膜切口时,要注意不要下压切口,否则会引起角膜皱褶和黏弹剂快速溢出(视频2-2-14)。要把切口视作镊子运动的隐形支轴,我们称为支轴运动。当镊子需要下探时,应该倾斜下探,保持角膜切口不受压迫(视频2-2-15)。在进行支轴运动时,撕囊镊是存在较大的仰角变化的,这就对握持撕囊镊的手法提出了更高的要求。

撕囊是白内障手术中唯一对手部稳定性有较高要求的步骤。稳定性天赋高的医生,或其他亚专科有丰富手术经验的医生,把撕囊理论理解透彻后,学习速度会很快。而大部分新手医生可能会遇到手抖的问题(视频 2-2-16),需要靠很好的握持和支撑技巧来获得较好的稳定性,对于新手来说,学习最优的握持和支撑技巧对于能否快速通过撕囊这一关尤为重要。

视频 2-2-14

视频 2-2-15

视频 2-2-16

评价握持和支撑技巧的好坏有一个原则,那就是用最小的手部动作完成器械的大角度变化,并保持最大的支撑面积。

遗憾的是,在学习手术的时候,很少有医生会仔细思考握持的手法。很多人都是下意识地抓持器械,有时候会拿得比较靠后(图 2-2-5A)。因为支轴运动的要求,当需要下探镊尖部时,需要将撕囊镊立起,手部动作幅度较大,最终形成小指支撑的姿态(图 2-2-5B),这对于新手来说,是很难稳定的。

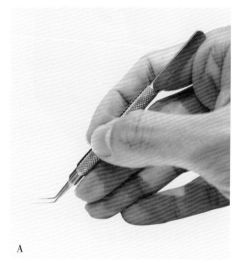
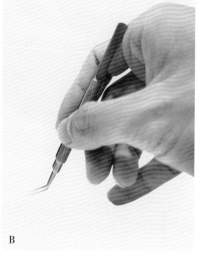

A　　　　　　　　　　　　　　　B

图 2-2-5　靠后抓持撕囊镊

所以,更好的抓持位置应该稍靠前一些,用拇指和示指分别控制撕囊镊的双翼,然后坐落在中指上,避免单齿的抖动,之后这三指组成的复合体整体坐落在叠起的无名指和小指上(图 2-2-6),这样,立起撕囊镊的时候手部动作很小,并始终可以有无名指和小指作为支撑,容易获得较好的稳定性(视频 2-2-17)。

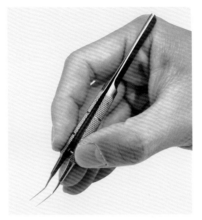

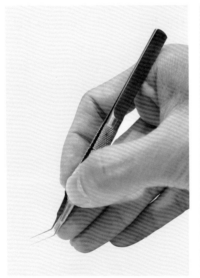
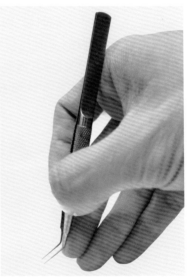

图 2-2-6　靠前抓持撕囊镊

当然,具体的抓持手法跟手术眼是左眼或是右眼也有关系,通常左眼更容易操作,可以用患者的额头作为支撑,可适当靠后抓持撕囊镊。而右眼没有额头的支撑,需要更好的抓持和支撑技巧(视频 2-2-18)。

视频 2-2-17　　　　　视频 2-2-18

七、小瞳孔下撕囊

小瞳孔下进行白内障手术,撕囊是其中一个难点,小瞳孔下撕囊与正常瞳孔下撕囊相比,主要区别是看不到囊口裂口的位置。如果骚扰了皮质,囊口裂向了周边,撕囊的挽救要比正常瞳孔下难很多,除此之外,其实并没有太大的区别。

小瞳孔下起囊动作与常规瞳孔无异,拉到 3 点位,此时看不到囊口,换手时夹在瞳孔缘内尽可能周边的囊膜位置即可。扯囊的动作有点儿像救囊的动作(见第八章),要严格按照"扯""松""绕"的动作进行,使撕囊镊始终运行于囊膜之上,不要骚扰皮质。

小瞳孔下撕囊不建议初学阶段盲目操作,因为每一步操作都对术者有较高要求,应该在自己常规撕囊动作理解透彻、把握性比较大之后再进行小瞳孔的手术。但也不必把它想象得过于神秘,一般正规撕囊操作 150 例之后,就具备了足够的手感,届时可以大胆尝试。

复 习

起囊要浅,"一"字划囊。

调节红光反射,避免皮质骚扰,不下压切口。

持镊手法,换手时"扯""松""绕"。

撕囊是白内障手术学习中的第一大难关,也是比较具有杂技感的一关。完美的撕囊需要一定的手感,还要有足够的反应速度——即使完全掌握了理论,也需要大量的练习使之成为肌肉记忆。经过这一章的讲解和学习,学员们平均需要 20~50 例即可很好地掌握撕囊技术,较之以前已经有了非常大的进步。不过,也的确有医生因为各种原因实在苦于练习撕囊,那么,下面几种方法可以让你更简单地完成撕囊,不过它们都需要相应的设备才能完成(视频 2-2-19,视频 2-2-20)。此外,飞秒激光也可以完美地完成撕囊。

视频 2-2-19

视频 2-2-20

第三章

夹持劈核

晶状体是一个约 9mm 宽、3.5mm 厚的椭球体。撕囊口的直径约为 5.5mm。当核有一定硬度时,通过较小的囊口处理整体的核块是很困难的,必须将其劈成小块才能高效地拖出囊口吸除。而劈核技术,正是白内障手术的灵魂。掌握高超的劈核技巧,将核块彻底劈开,分为 2~4 块分而治之(视频 3-0-1),明显提高了核块 Phaco 操作的安全性,节省了操作时间,减少了内皮损伤,是白内障高手体现技术水准的标志。

在各种大咖手术视频秀中,我们可以观赏到多种各具特色的劈核技术。比较主流的有刻槽法、拦截劈核、对冲劈核等使用超乳针头进行的劈核操作,也有双钩法劈核、尖峰预劈核、夹持预劈核等手法预劈核技术,除此之外还有飞秒激光预劈核。在特别熟练之后,各种劈核技巧均可高质量地完成劈核操作,不存在什么"最优解"。但对于学习阶段的医生来说,各种不同的方法在学习曲线、速度、安全性、上升空间、适应范围等方面还是存在一定的差别,值得我们仔细分析和探讨。笔者大胆提出"新手最优解"的概念,希望可以帮助读者找到最好的道路,更好、更快、更安全地掌握劈核技术。

本章将对劈核操作进行深入分析,并讲解夹持劈核技术的操作要点[*]。

视频 3-0-1　　　　　　视频 3-0-2

第一节　劈核技术分析

要分析探讨劈核技术的"新手最优解",要从以下四个维度综合评价:①操作难度低,新手最容易学会;②可量化教学,每一步应有明确的参照系,不依赖手感;③适应证广泛,最好适用于所有白内障手术;④更快、更安全,有更高的成长空间。

笔者从这四个维度综合分析评价一下各种劈核技术。

刻槽法最容易学,有比较明显的量化标准,在前两项中得分高。但其适应证不够宽广,在硬核、悬韧带松弛、小瞳孔等情况下操作困难;刻槽法操作时间长,向前房释放的无效超声能量较多(视频 3-1-1),对于内皮功能差、浅前房等患者也较危险;上升空间较低,医生在成长到一定阶段后,通常需要更换为更好的技术;在第三和第四项中得分最低。所以,刻槽法不是最值得

---

[*]　夹持劈核章节的培训视频讲座见视频 3-0-2。

学习的技术。

超乳拦截劈核和对冲劈核等超乳劈核技术,使用超乳针头和劈核钩固定和劈开核块,是当前白内障高手们使用的主流技术(视频3-1-2,视频3-1-3)。它的适应证广泛,劈核效率高,有很高的成长空间,是学会后可以终身使用的技术,第三和第四项得分很高。但是,第一和第二项却是此项技术的弱点。

视频 3-1-1

视频 3-1-2

视频 3-1-3

超乳拦截/对冲劈核技术,对超乳针头插入核块的深度、角度,左手劈核钩插入的深度、位置都有苛刻的要求,除了手部动作要很准确,还需要脚踏板精准控制负压,以上全部必须达到完美的状态,才能够干净利索地完成劈核。不同的核块硬度,不同的白内障类型,需要插入不同的深度,使用不同的能量,很考验术者的经验。两个并不牢固的对劈点给晶状体和悬韧带来不均衡的应力,对力量的控制有极高的要求。可以说,这是白内障手术中最具杂技感的操作——要求术者有较好的内眼操作的位置感,对超乳机理解到位,手脚配合操作熟练,心理素质过关——这些条件都满足方可胜任。而这些,恰恰是新手医生很难具备的。这有些像学习驾驶,拦截劈核技术类似于漂移,非高手不能为之(图3-1-1)。而在新手期,挂挡和方向控制还不熟练的时候,贸然学习漂移无疑是非常危险的。当然,的确有医生直接从此项技术开始学习并闯过千难万险到达成功,但这需要很高的手部条件和手术悟性,并且可能需要很多患者付出并发症的代价,"一将功成万骨枯"可能是相当普遍的成长轨迹。

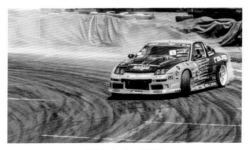
图 3-1-1　漂移

　　拦截劈核操作,看高手的视频感觉操作很轻松,但往往自己做的时候却发现完全不是想象的那样,经常会固定不住核(视频 3-1-4)。核块不是很硬的时候,多次固定不住,会逐渐将核块中央挖空,形成碗形结构,很容易不小心"吃"穿,造成后囊破裂(视频 3-1-5)。后囊膜破裂甚至沉核,堪称新手期医生的梦魇,它会导致患者术后视力损害,以及经济支出和心理创伤。当今的医患环境已经远非十几年前可比,尤其对于基层医生而言,一两次重大的并发症就可能沉痛打击甚至终止一位医生的成长之路。学习的道路上,医生自信,患者满意,才是我们追求的理想之路。

视频 3-1-4　　　　　　　视频 3-1-5

　　激光飞秒预劈核技术是近年来兴起的技术,飞秒激光在撕囊上有很大的帮助,但在劈核上,飞秒激光并无明显优势。

　　飞秒激光要使用特殊的设备,适应证有限,对硬核的穿透能力有限,且因为需要保留一定的皮质垫,深部的核板层劈开并不完全,这些在很多文献中都有详细阐述,这里不展开讨论。除此之外,在常规Ⅲ级核手术中,飞秒激光预劈核将最容易解决的中央部核块碎化,对 Phaco 操作的确有帮助,但是却留下了较厚的皮质壳,而且飞秒撕囊整齐地切割囊口及下方的皮质壳,增加了皮质壳处理的困难,I/A 阶段往往需要花费较长时间。

　　上述各种劈核技术,各有各的优缺点,似乎并不是"新手最优解",下面我们继续分析一下手法预劈核中的一些技术。

　　手法预劈核最早由日本的 Akahoshi 医生在 20 世纪 90 年代提出[1]。他设计了 Combo 预劈核器,又名空手道碎核镊,有锐锋和钝缘,自晶状体中心应力垂直向下插入,然后向两侧劈开(图 3-1-2)。虽然这种劈核器对硬核处理能力有限,国内少有使用,但这种预劈核理念可以减少刻槽、抓核等操作的能量释放,并且将核块由整体分为几个碎块,使后续的 Phaco 难度明显下降,减少了后囊破裂以及悬韧带损伤的并发症。同时,预劈核操作仅依靠单纯的手部动作,不需要手脚配合,学习起来难度明显降低。操作简单且效果良好的手法预劈核,给白内障手术提出了一个很好的方向。

　　2003 年,我国刘保松医生发明了尖峰劈核技术[2],无须使用特殊器械,仅用截囊针和劈核钩完成劈核,劈核效果满意,可安全、快速、有效地应用于大部分白内障类型。2015 年,祁勇军医生发明了尖峰撕囊碎核镊,将尖峰劈核技术进一步改良,使其利于统一和推广,对Ⅲ级核适用性良好,即使在悬韧带不良、硬核、水眼等复杂情况下,特别熟练的医生也可以很好地完成劈核操作,符合"适当、能负担、可接近"三原则,受到很多医生的欢迎。

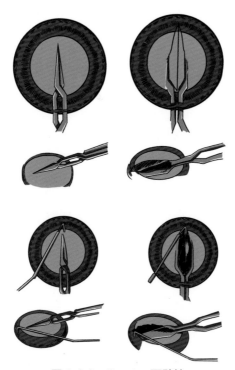

图 3-1-2 Combo 预劈核

　　笔者在早些年学习手术的过程中,也尝试使用过尖峰劈核技术,该技术学习难度并不是很大,比较适用于Ⅲ级核。从设计原理上来说,Combo 劈核以及尖峰劈核都是将较尖锐的器械从晶状体斜上方插入(图 3-1-3),对晶状体存在一定的下压力量。这类技术对于左手劈核钩的要求较高,需要劈核钩插入合理的深度顶住核块,使右手的尖锐器械尽快埋入足够深度,与左手劈核钩形成水平对劈,方可减少下压的力量。这个力量并不容易控制,尤其是在硬核和悬韧带不良的情况下,如果没有大量的手术训练得以精巧的掌控发力,较容易发生翻核现象。由于器械是由上向下插入,核块硬度很高时,有时难以插入至足够深度,难以将核块后囊前最坚硬的部位彻底分开。此外,对于软核来说,这种劈核

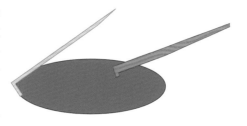

图 3-1-3　Combo 及尖峰劈核示意图

操作有时只能起到搅拌的作用,无法使得质软的晶状体一分为二,以帮助后续的 Phaco 操作。

总之,虽然在发力方向和适应证方面存在一点儿不完美,但尖峰劈核技术仍不失为一项很优秀的预劈核技术,是值得推荐的学习方向。关于尖峰劈核技术的细节,刘保松医生在其专著《尖峰白内障手术技术》中有详细的讲解。

劈核操作最合理的发力,应该是双手钩都位于晶状体赤道部于最大径线相向发力,这样的发力可以实现真正的原位劈核,避免给悬韧带拉力。

Dodick 医生于 1999 年报道的一种预劈核技术便是采用这种思路。他使用两个劈核钩,横向将晶状体核一分为二(图 3-1-4),国内也有医生使用这种方法,名为双钩法预劈核技术[3]。双钩法预劈核技术存在一定的缺陷:用两个点控制一个椭球体本就是不太稳定的状态,双钩横向发力,控制起来比纵向发力更难;此外,劈核钩的末端长度有限,双钩埋入的位置都需要精准,而操作几乎没有皮质壳的硬核时,双钩同时绕核而下埋入足够的深度是有困难的,且对劈时深度也不够,不利于将后囊前的深部核体彻底劈开,容易"藕断丝连"。

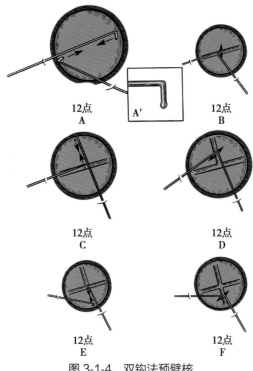

图 3-1-4 双钩法预劈核

2018 年,美国出现一种全新的预劈核技术,名为 D-loop 预劈核。该技术使用一种特制的金属套圈包绕晶状体核进行预劈(视频 3-1-6)。从发力方向看很合理,预劈效果也很好。但需使用相对昂贵的器械,并且单手操作略显笨拙且操作比较费时,可控性不及双手操作。

视频 3-1-6

从上面的分析我们不难想象,如果两个钩如图 3-1-5 所示,右手的弧形钩包绕住晶状体赤道,左手的劈核钩埋置于对侧赤道,那么劈核时的发力将是完美的,可以实现真正的原位劈核,同时也有深度,确保深部的晶状体核被彻底劈开。该项技术,就是本书重点推荐的夹持劈核技术。

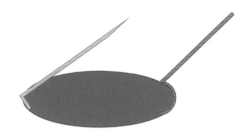

图 3-1-5 夹持劈核技术

看到这里,读者们可能会有疑虑。这种发力自然是比较好的,但这样的弧形钩真的能够安全地埋入图 3-1-5 所示的位置中吗? 遇到硬核,这么大的钩埋得下去吗? 会不会推核? 会不会损伤后囊?

笔者在手术成长的阶段,因为受困于硬核以及悬韧带不良等复杂病例的手术挑战,开始思索并尝试这种原位劈核的方法,并将其命名为夹持劈核技术,所使用的器械命名为夹持劈核钩。经过器械设计的不断改良和数千例手术操作的尝试,终于摸索出安全、可靠的手法技巧,经临床验证后,于 2015 年获取国家专利授权。

夹持劈核技术是小刀白内障手术技术的核心,是达到极简、极净、极速手术效果的关键,虽然有一定的学习曲线,但只要接受正规细致的培训,就并不难掌握。从既往培训的经验看,参加过线下理论培训和兔眼实操培训的医生,通常需要 3~10 例人眼初步掌握该技术,30~50 例后基本精通。当然这是以前没有多少手术能力的"小白"医生的平均水平,对于成熟的其他专业的手术医生,例如青光眼、角膜、眼底、外伤科医生来说,学习的速度更加令人惊喜。

广泛的适应证是夹持劈核技术的优势,它可以适用于所有类型的白内障手术,涵盖硬核、悬韧带不良、小瞳孔、超高度近视、小角膜等等复杂类型白内障。成功的预劈更是对手术帮助巨大,即使是软核白内障,虽然不能形成劈核,但较大的钩体可以形成切核效果,有效破坏晶状体的整体性,也能够明显降低后续 Phaco 操作的难度。此外,所有类型的白内障手术,操作流程和手法完全一致,新手无须根据患者情况进行选择,避免初学阶段的选择障碍。

夹持预劈核技术的上升空间广阔,笔者在 38 岁时,白内障手术峰值便进入 2 分钟,并且对于各种极高风险的复杂白内障均能保持很高的手术成功率,即使是一些顶级难度的手术,例如超高度近视 V 级硬核,小角膜、眼球震颤合并角膜大片白斑这种顶级难度的手术,也可以从容应对(视频 3-1-7,视频 3-1-8)。之所以能有如此迅猛的成长速度,正是拜该项技术所赐。并且,通过这套课程,将这种快速成长复制给每一位眼科医生并非难事。

视频 3-1-7　　　　　视频 3-1-8

第二节　操 作 要 点

下面我们就系统讲解一下夹持劈核技术的操作要点,帮助大家快速、安全地掌握这项技术。

夹持劈核技术的操作过程约 20 秒(视频 3-2-1),我们分为进钩、下钩、劈核、撤钩四个步骤进行讲解。

视频 3-2-1

一、进钩

进钩指左手的劈核钩和右手的夹持劈核钩插入前房,摆到合理位置准备进一步下钩操作的过程,这个动作虽然简单,但一些细节和原则在后续操作中也是通用的,这里一起进行讲解。

当双手钩进入眼内时,总体的原则是,小钩先进,大钩后进。撤出时,大钩先出,小钩后出。如果一边是带有灌注的器械,则应带灌注的后撤。

夹持劈核钩,主体是长 3mm 的弧形钩体,弧顶高度约 2mm,带有内刃,尖端圆钝(图 3-2-1)。

左手劈核钩插入侧切口,轻提拉控制眼位,帮助暴露主切口(图 3-2-2A)。右手钩平躺,需要调整方向,使钩体沿最小径进入主切口(图 3-2-2B)。进入前房后,将弧形钩放置于囊口平面并与囊口平行(图 3-2-2C)。此时左手劈核钩移动至晶状体中央,立起,轻轻下压钉核,帮助核块稳定(图 3-2-2D)。

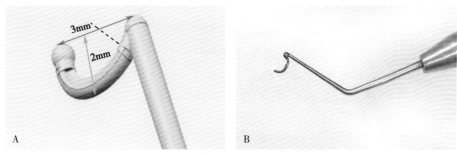

图 3-2-1 夹持劈核钩示意图和实物图

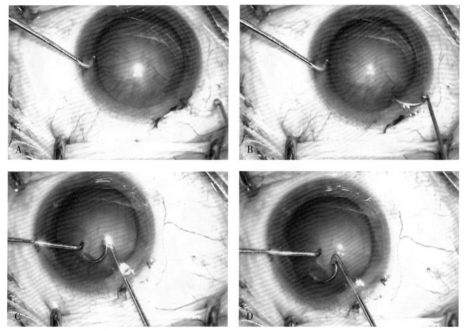

图 3-2-2 A. 左手钩提拉控制眼位；B. 夹持劈核钩顺短径进入切口；
C. 夹持劈核钩置于囊口；D. 左手钩立起轻轻钉核

  进钩的动作从视频上看非常简单，但在初次操作时，一定会感觉到有些别扭。夹持劈核的技术动作中，器械角度需要发生很大变化，所以需要认真思考拿持和支撑动作，否则进钩、下钩的过程都会有困难，且手部不稳定容易发生危险。为减少角度变化和手部动作，对3.0mm 切口，其实存在一个通道，夹持劈核钩可以平移进入切口直接到达目标位置，减少角度的转动从而简化支撑难度（视频 3-2-2）。但对 2.2mm 切口，则必须有较大幅度的转换角度才能将钩体置入前房。

视频 3-2-2

二、下钩

夹持劈核技术的核心理念是原位劈核。下钩过程中,对晶状体核不应有明显的推动,对硬核手术,这一点尤为重要。不能直接将构体从水平变为竖直,要考虑核的边缘在赤道位置,往往不在瞳孔区视野可及的范围,要做到不推核,需要有绕核而下的动作,构体应该进入虹膜下方。如果下钩过程中,始终能看到构体,那显然是没有实现绕核。

下钩的动作建议先从核较软的手术开始练习,在Ⅱ级～Ⅲ级核的手术中,即使动作不规范,没有绕核的动作,构体也可以顺利直立,最多就是骚扰了皮质,对悬韧带影响很小,不会产生明显的副作用。在软核手术中,可以想象核块很大,将绕核的动作体会清楚,练习到下钩过程顺利,皮质骚扰很少时,便可以尝试Ⅳ级硬核手术。

绕核而下的过程还要寻求最短路径,以最小动作下钩(图 3-2-3)。所谓最短路径,即钩体从水平到竖直的过程,走过的路径最短,动作越小越好。

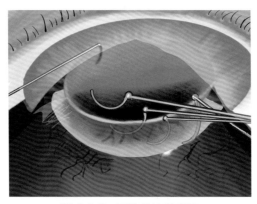

图 3-2-3 下钩轨迹示意图

右手夹持劈核钩置于囊口内侧与囊口平行,轻下压皮质,使弧形钩体沿晶状体核绕核而下,确保其位于囊袋内,并逐渐立起至完全直立。在夹持劈核钩绕赤道部下钩的过程中,大部分时候是在虹膜下方,位于瞳孔视野之外的,此处的操作手感有一定的学习曲线,需要一些练习以克服不能直视的障碍。右手钩下钩到位后,可以向后(切口方向)轻拉劈核钩,避免推核,为左手钩于对侧下钩让出空间,可以把夹持劈核钩的杆部靠在角膜切口的左侧,帮助稳定和支撑。

右手钩到位后,停在此处,确保稳定支撑。左手钩此时正位于中央轻钉住晶状体核,抬起左手钩,移至 5 点～6 点位囊口内,轻划皮质沿晶状体核滑入赤道部,确保钩位于囊袋内。此时,左手钩L形的弯折部抵住下方晶状体核,右手弧形钩抵住上方晶状体核,准备双手沿最大径线对劈。

三、劈核

劈核时,有如下注意事项:

1. 要注意双手控制发力,要缓慢,因为是两点夹持一个球体,在经验不是特别丰富的时候,发力太猛可能会突然引起晶状体核的旋转。

2. 双钩开始对劈时,要注意感受双钩是否正确地埋置到位。右手夹持劈核钩,因为钩体较大,按照之前章节讲解的操作方法,深度还是容易保证的。通常新手阶段的左手钩很容易过浅,不能钩住晶状体核的赤道部。

对劈开始时,如果感受到阻力,说明双钩卡住了晶状体核,核越硬,阻力越大。如果没有明显阻力,说明钩并未钩住晶状体核的赤道部,而是从其上方划过。这样不仅无法完成劈核操作,还有可能向下(眼底方向)压核,对悬韧带造成牵拉。

左手下钩的深度在各种劈核法中都是要求比较高的:在超乳劈核操作中,左手下钩不到位是完全无法劈核的;在尖峰劈核操作中,左手下钩的深度也需要很精准,依靠左手钩抵住核,才能将右手的尖峰插入晶状体核。而在夹持劈核技术中,因为右手钩托核的面积很大,相对稳固,左手钩的深度精准性要求相对较低。即使左手钩没能抵住晶状体核赤道部,也只需要像犁地一样逐渐下挖,即可钉进核内足够的深度,顺利完成对劈。

Ⅲ级以下核有皮质壳的存在,下钩的过程中,钩体其实是在皮质壳中下行。但很硬的Ⅴ级核因为晶状体几乎没有皮质,钩只能运行于核与囊膜之间,技术熟练后,右手的夹持劈核钩是完全可以下钩的。但在右手钩到位后,因为核与囊膜之间的间隙太小,左手钩可能没有足够的空间深入囊袋,此时,左手钩在囊口内缘处,下钉晶状体核开始劈核也是允许的,依靠右手钩托住核,将左手劈核钩迅速钉入足够深度,即可顺利完成对劈。

3. 劈核过程中,要注意右手夹持劈核钩应该保持竖直——只有竖直,劈缝才是整齐的,不会"藕断丝连"。如果右手劈核钩倾斜,劈开的核块会有一边凸,另一边凹,不利于后续 Phaco 操作将其拖出囊袋。直立的标志是夹持劈核钩的钩体被横杆遮挡,如果在视野中,还能看到弧形钩,则表明没有竖直。除左右方向的直立以外,在前后方向上,夹持劈核钩也应保持竖立,不应有很大的仰角或者俯角,标志为横杆应保持接近水平,否则可能会导致双手发力不均,使晶状体核翘起(视频 3-2-3)。

视频 3-2-3

4. 劈核应沿晶状体核的最大径线进行,如果劈歪,会将核推向一侧,应及时停止,重新下钩。

5. 劈核时,双手应该是相向发力,右手夹持劈核钩的横杆应该指向左手钩,方为相向发力,如发力方向错误,会导致劈核困难(视频 3-2-4)。

6. 对劈时,要注意保持晶状体处于原位,允许有缓慢的转核,但晶状体核不应被推向 6 点或 12 点,否则会引起悬韧带牵拉(视频 3-2-5)。如果晶状体核被推向 12 点,应左手停止前进,只右手前进即可,反之亦然。

7. 双钩相向运动,形成交汇后方才向左右分开,不要过早分开。成功的劈核最重要的目的是将中央深层的核分开,如过早分开,中央后囊前的核仍"藕断丝连",不利于后续的 Phaco 操作。但有时,双钩交汇过于紧密可能会形成互锁,向左右分离的时候会有非常明显的阻力,此时不可贸然发力,应考虑到互锁的可能,只需要稍微后退一点再分离即可。

8. 双钩交汇后,向左右分离的动作要柔和。笔者在近 40 000 例夹持劈核操作中,曾有过 2 例在劈核双钩左右分开时发生后囊破裂,原因都是分核动作太快,囊膜承受不住张力而发生非常大的纵贯裂伤。除了分离动作缓慢柔和,还应注意中心点分离的幅度不能太大,尽量做剪切方向的分离动作(图 3-2-4A),以及 6 点位(图 3-2-4B)和 12 点位(图 3-2-4C)的分离动作,这些动作囊膜承受的张力小,更加安全(视频 3-2-6)。

视频 3-2-4

视频 3-2-5

视频 3-2-6

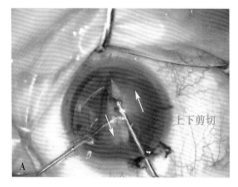
上下剪切
A

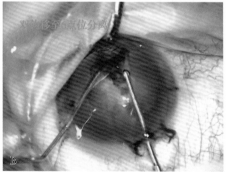
B

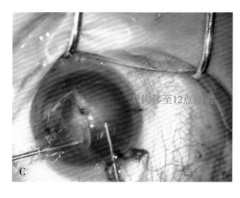

图 3-2-4　推荐的分离方向。A. 上下剪切;B. 双钩移至 6 点位分离;C. 双钩移至 12 点分离

9. 将晶状体核一分为二,对后续的 Phaco 操作来说是"雪中送炭",半侧核吸除难度已经不大。如有余力,可以将右半侧核继续一分为二,进一步简化 Phaco 操作。动作为右手钩回中央,保持直立抵住右侧核,左手钩移至 9 点位,埋入赤道向中心劈开,并向上下方向分离(图 3-2-5)。操作熟练后,还可以在左半核继续对劈(视频 3-2-7),或者转核再对劈(视频 3-2-8),将核块劈得更细。

夹持劈核器还有一种镊式结构,与钩用法相同,只是分离时相对简单。只需要松开镊子,靠镊子自身弹性分离核块即可(视频 3-2-9)。但此镊式劈核器加工困难,尖端易损,不如夹持劈核钩经久耐用。

视频 3-2-7

视频 3-2-8

视频 3-2-9

劈核完成后,左手钩可以顺势插入右上角核块后方,将这个 1/4 核块钩出囊口,使后续的 Phaco 操作更加简化。

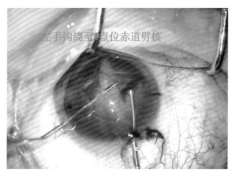

图 3-2-5　右侧核继续劈开,左手钩绕至 9 点位赤道劈核

视频 3-2-10

四、撤钩

夹持劈核钩的撤钩动作就是进钩动作的回放,右手钩先平躺,然后沿切口撤出即可。如果没有做平躺动作,可能会卡在内口而撤不出(视频 3-2-10)。

第三节 安全性分析

从笔者自己和带教医生学习的体验来看,夹持劈核钩技术是一项容易掌握且非常安全的技术。但任何技术都存在一定的学习曲线,在学习阶段可能遇到各种困难,甚至遭遇各种风险,尤其是只看手术视频进行模仿的学习方式发生问题的可能性更大。所以,正规、细致的培训包括动物眼实操培训,是新手寻求低代价掌握此项技术的保证。

下面笔者就通过以往操作以及带教的经验,对夹持劈核操作各个环节的安全性进行分析。

夹持劈核钩的后缘以及尖端都是圆钝的,赤道部的囊膜较坚韧,无须担心囊膜的安全。此外,钩体尺寸只有 3mm,包绕赤道部埋入后,距离后囊有足够的安全距离。实际上,在笔者近 40 000 例夹持劈核的操作中,在下钩的动作中从未发生过划破囊膜的情况。在数十名新手学员的带教过程中,虽然大家心存顾虑,但也从未发生夹持劈核钩下钩过程中划破囊膜的情况。

所以,最令初学者担心的下钩动作其实是安全的,因为钩体较大,也比较容易下到合理的深度。但在带教过程中,笔者发现很多人不敢于将钩向虹膜下视野外的区域绕核,结果是要么下不去钩,要么就会推核,有悖于原位劈核的理念,这是需要一定的训练去克服的。笔者建议从 Ⅱ~Ⅲ 级核、大瞳孔的病例开始练习——有较厚的皮质壳,核的体积较小,即使下沟路径不够好,亦不会有不良后果,最多就是没有劈开而已。即使是数万例手术经验的高手,想借助夹持劈核技术解决悬韧带不良、硬核、小瞳孔、超高度近视等复杂病例,也需要从常规手术开始熟悉动作,训练手感,否则在复杂病例的处理中,很可能下不去钩。

在带教过程中,笔者曾经遇到过左手钩下挖太深而将 6 点位后囊扎破的案例。分析原因,可能是与理论授课时过于强调左手钩要到足够深度,否则钩不住核而无法有效劈开有关,造成了学员过度理解和操作,也请大家注意。

在双手劈核钩向左右两侧分离核块的过程中,笔者曾发生过 2 例后囊纵贯破裂,原因是分核动作太快,囊膜承受不住急剧增加的张力。这种裂伤范围往往很大,可造成严重影响,如何避免此种问题,在劈核章节有详细的分析。

当然,目前只有笔者和不足百位医生在使用这项技术,全面的安全性评估,还需要更加广泛的验证。

第四节　握持和支撑技巧

夹持劈核操作中,夹持劈核钩要进行多次角度变化,先要平躺进切口,然后调整到囊口位置,再逐渐立正,对劈。要始终获得稳定的支撑,器械的握持支撑技巧显得尤为重要。

视频 3-4-1

握持基本原则与撕囊镊相似,向前握持,拇指、示指和中指捏持手柄,坐落在叠起的无名指和小指之上,要用最小的手部动作完成劈核钩的多次角度变化(视频 3-4-1)。

第五节　适　应　证

夹持劈核技术是一项万能技术,具有最广的适应证,无论是硬核、小瞳孔、悬韧带不良、超高度近视等复杂情况,还是软核手术,都有很好的发挥。掌握这项技术,不再需要预先根据白内障的类型设计不同的手术方案。所有白内障手术完全可以按照同一个手术套路进行,真正实现一条大路通罗马。精通这项技术,将很少有不敢做超乳而被迫选择 ECCE 的情况,这也是笔者敢于提出白内障医生不再需要先学习 ECCE 的底气所在。

下面,我们结合手术视频,看下各种类型白内障手术中的夹持劈核操作。

➢ 冒烟、活动硬核(视频 3-5-1)。

➢ 过熟期、活动核(视频 3-5-2)。

➢ 白核(视频 3-5-3)。

➢ 高度近视牛皮糖黑黏核,劈 4 瓣(视频 3-5-4)。

视频 3-5-1

视频 3-5-2

视频 3-5-3

视频 3-5-4

➢ 抗青术后浅前房小瞳孔(视频 3-5-5)。

➢ 虹膜根部离断,小瞳孔(视频 3-5-6)。

➢ 小角膜高度近视悬韧带松弛(视频 3-5-7)。

视频 3-5-5　　　　　视频 3-5-6　　　　　　视频 3-5-7

> 角膜大白斑,前房难辨,眼球震颤(顶级难度白内障手术)(视频 3-5-8)。
> 超硬黑核高度近视(视频 3-5-9)。
> 软核,劈核同时转核(视频 3-5-10)。
> 软核 2(视频 3-5-11)。

视频 3-5-8　　　　视频 3-5-9　　　　视频 3-5-10　　　　视频 3-5-11

　　双手钩夹持住核块后,还可以做出一个非常创新的动作——夹持出核
(视频 3-5-12),用于解决一些复杂情况,例如 16mm 眼轴的真性小眼球合并小
瞳孔的复杂病例(视频 3-5-13)。需要说明的是,夹持出核需要晶状体核有足
够的硬度才能实现,并且需要很巧妙的发力,这并不是常规操作,只用于一些
特殊情况。比较典型的应用是多种复杂因素同时存在的病例。2016 年,笔者
第一次使用该技术于一位青光眼术后患者,该患者Ⅳ级核白内障,2mm 小瞳
孔,角膜内皮不足 700 个 /mm²。常规术式存在一些困难和风险,手术中采用
夹持出核操作,将晶状体核提升至前房劈开,然后扩大角膜切口——娩出,取
得了令人满意的结果。笔者仅做过约 50 例夹持出核操作,这些操作中从未发
生过悬韧带的断裂,但这种操作的安全性还需要更大范围的评估。

视频 3-5-12　　　　　　　　　　视频 3-5-13

第四章

超声乳化

第一节　水分离和水分层

讲解超乳之前,按手术顺序,我们先分析一下水化操作。水化是白内障手术中的一个辅助步骤,主要分为两个操作,水分层和水分离(图 4-1-1)。随着白内障手术技术的进步,水化操作的重要性日趋下降,当前已经有很多医生认为水分层操作没有必要,甚至也有专家完全不进行水化操作。

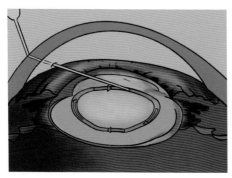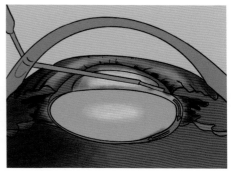

A 水分层　　　　　　　　　　　　　　　　B 水分离

图 4-1-1　水分层和水分离

这一章,笔者具体分析一下这两项操作的技术动作,读者可以根据自己的技术特点进行合理的选择。

一、水分层

水分层是将水针扎入晶状体核与皮质壳之间,注水将核与皮质分离,手术中表现为出现一个金环。水分层可以获得一个相对小的晶状体核,它更容易被超乳针头负压控制,也方便拖出囊口,使后续 Phaco 的处理难度减低。但它也存在缺点:充分的水分层使得中央核块游离被超乳粉碎吸除,但留下了较厚的皮质壳,而这个皮质壳与囊膜距离很近,且呈碗形的力学结构,往往较难处理。很多并发症就发生在处理这个碗形的皮质壳当中,花费的时间也很长。

如果掌握了夹持劈核技术,水分层这步操作是不建议做的,夹持劈核技术将晶状体连核带皮质整体劈或切为两三块,分核之后,超声乳化的难度不高,而且中央核块被超乳吸除的同时,周边的皮质壳也被一同吸除了。所以在 I/A 注吸的阶段,仅残余一层较薄的丝状皮质,而这也是手术时长能够大幅度缩短的原因之一。

二、水分离

水分离的操作要点是将针头置于2点位前囊口内缘(笔者习惯,亦可向右至8点位),轻压皮质并向赤道部插入,确保其位于囊袋内,针头应插至虹膜后1mm左右,注水,其表现为后囊前一层水膜缓慢漫过(视频4-1-1)。软核手术时,可边注水边将针头移向1点位,让出空间,用流至后囊的水压将晶状体翘出囊口。注水应缓慢,针杆部应轻度下压主切口,让注入的水能够流出,避免前房压力过高(注入晶状体的水无处可走时,有可能向后囊突破,引发沉核)。

在软核手术中(Ⅱ~Ⅲ级核),水分离操作可以减轻囊膜与皮质壳之间的粘连,虽然并不能使两者完全分离,但对于后续的I/A注吸操作还是有一定帮助的。在Ⅱ级软核手术中,可以将晶状体翘出囊口,这可使后续Phaco操作明显简化,并避免留下碗形皮质壳,使软核手术变得非常简单和快速,是新手应该练习的方向(视频4-1-2)。

视频4-1-1　　　　　视频4-1-2

在硬核手术中(Ⅳ~Ⅴ级核),因为皮质层很薄甚至没有,皮质与囊膜的粘连并不紧密,劈核以及Phaco过程很容易松解皮质与囊膜的粘连,水分离操作并没有明显帮助,可以取消。

综上所述,使用夹持劈核技术不建议做水分层,软核手术建议做水分离,硬核不建议。那么如何知道是软核还是硬核呢?有经验的医生可以通过肉眼观察判断核的硬度,但有时晶状体形态会有欺骗性,并不能做到100%准确,最准确的还是劈核时手部的力反馈。所以,笔者采用撕囊后先劈核再水化的手术策略,如果感受核较硬,那么水分离动作就可以取消。当然,先水化再劈核,同样是可行的。

第二节　超声乳化基础知识

白内障手术讲究的是步步为营。应该说,短短几分钟的白内障超声乳化手术中,没有任何一个细节可以被认为不重要,只要前面每一个步骤都按照标准操作,以往被认为最难练的超声乳化操作将会变得非常容易,白内障手术会越做越简单。

在讲解超声乳化（简称超乳 Phaco）操作之前，我们应该系统学习一下超声乳化仪的工作原理，了解各项参数的意义和设定，尤其要理解浪涌的发生原因和预防措施（视频 4-2-1），还需要学习常见故障的排除。超声乳化仪是我们的武器，每一位术者都应该熟悉自己的武器。笔者认为，手术过程中发生核块不跟随、前房浅等设备相关的问题，术者都应该能够迅速判断原因并妥善解决，而不应该依赖巡回护士或者工程师提供帮助。但因这部分内容在各种专业著作中能容易找到精彩细致的讲解，故不在本书中赘述，视频部分有相关知识的授课（视频 4-2-2）。

下面我们开始讲解白内障手术中最重要的步骤——超声乳化[*]。

视频 4-2-1

视频 4-2-2

视频 4-2-3

一、超乳针头朝向

关于超乳针头最佳朝向，并没有统一的观点，在不同医生的手术视频中，可以看到向下、向左侧和向上等各种做法。从原理分析，针头朝向决定了超乳能量释放的方向（图 4-2-1），朝下时，能量更多地被核块吸收，可以减少面向前房的无效释放，且向下的超乳针头在吸核提出囊口时接触面积更大，所以笔者建议超乳针头方向应该向下。朝向侧边也是常见的做法。但向上显然不是最适合的，只有刻槽时才不得不将超乳针头朝上，而上一章已经阐述，刻槽法已经不是非常值得学习的技术。

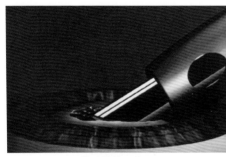
能量被核吸收

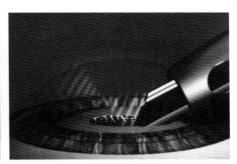
能量释放至前房

图 4-2-1　超乳针头朝向

初学者对于超乳针头朝下可能存在后囊安全方面的顾虑,这需要整体超乳操作意识的配合,如针头不进入囊袋内的意识、囊口龙卷风动作等,本章节会进行详细的阐述。夹持劈核技术的掌握也是 Phaco 操作安全的重要保障。另外,超乳针头朝下时,可以在核块上方吸引提拉,而朝侧边或者朝上时,可能需要在核块侧边吸核,其实距离后囊可能更近,对前房稳定的要求以及手脚配合的要求更高。所以,超乳针头朝向哪个方向其实在后囊安全方面并没有明显的区别,应该更多地从能量释放效率的角度去考虑朝向问题。

二、超乳袖套

白内障手术中,有几个细节与超乳针头袖套有关:①超乳针头插入切口时,可能金属针头进入切口,但袖套卡在外口(视频 4-2-4);②超乳针头插入切口时,金属针头袖套前缘均有机会摩擦内口,引起内皮层的撕脱;③超乳针头的出水孔位于两侧,但前方仍有一定水流,灌注液的出水有时会呈现向两侧和前方的三股液流。其中向前的液流可能产生一定的推核力量,在 Phaco 过程中与负压吸引成相反的作用力。

超乳针头有不同的直径,有管形和喇叭口形两种形态,硅胶袖套也有不同的尺寸和形态。新手期通常建议从 3.0mm 切口开始学习白内障手术,对应的是 1.1mm 外径、0.9mm 内径的超乳针头,与之匹配的是 2.8mm(通常是紫色)~3.0mm(通常是浅蓝色)的袖套。除了直径的差别,袖套的形态主要有两种(图 4-2-2):A 前端呈筒形,B 前端有一定内收而呈锥形。为了减少向前的出水液流,如果使用的是管形的超乳针头,用带有收口的袖套更合理(图 4-2-3),同时还可以避免插入时卡在外口的可能,并减少对内口的摩擦;如果使用的是喇叭口的超乳针头,筒形袖套也是可以的。

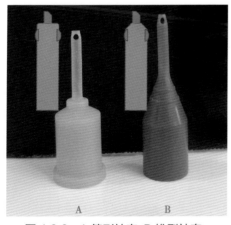

图 4-2-2　A 筒形袖套;B 锥型袖套

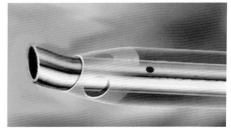

图 4-2-3　带有收口的袖套

视频 4-2-4

超乳针头插入切口时,用边压下唇边插入的动作可避免袖套被卡在外口,初学者可以采用提拉切口的方式插入针头(见视频 4-2-4)。

除了形态,袖套的壁厚也有一定影响,中袖套 A 比 B 管壁更薄(见图 4-2-2),更容易随超乳针头的扭动发生卷曲,可能影响针头插入切口,也可能影响灌注液流(图 4-2-4)。这些问题通常在新手期发生,有经验的医生可以通过一些手法避免这些不利影响。

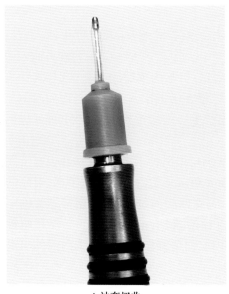

A 袖套扭曲

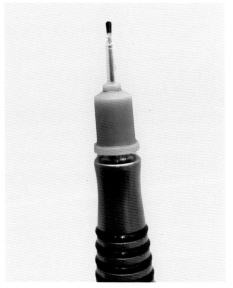

B 针头插入切口时袖套难入

图 4-2-4　袖套卷起

超乳针头插入切口之前,应该进行三项检查:

1. 给 Ⅰ 挡,试水顺便冲洗一下角膜。注意水流的强度,正常情况应该水流较急,形成柱状喷出(图 4-2-5),如果无水流或者水流较缓,应该考虑管路有打折、压迫或者亏水等情形,应进行检查。

2. 给短暂的 Ⅲ 挡,试一下 Phaco,注意有无"滋滋滋"的超声释放音,如果没有应检查设备是否检测未通过或

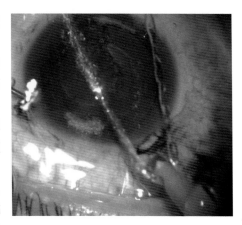

图 4-2-5　柱状湍急水流

者模式选择错误。初学者因为耳朵还不够敏感，有可能超乳针头并没有输出能量而浑然不知，白白浪费手术时间。更糟糕的是，有时情急之下还会在操作的过程中疑惑地说出"超乳怎么不好使"之类的话，引起患者的误会。

3. 检查袖套的方向，应使水流冲向两侧，在眼内形成环抱形的液流，而非上下冲刷（图 4-2-6）。

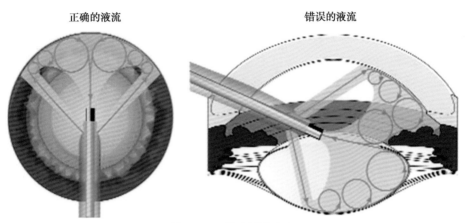

图 4-2-6　眼内液流方向

学习白内障手术，我们应该把每一个细节理解透彻，在一些力所能及的地方尽可能地减少干扰，平稳地度过初学阶段。

三、超声乳化的深度

超声乳化操作是将晶状体核块逐一乳化粉碎吸除的过程，也存在几种选择：囊袋内原位超声、囊口/虹膜平面超声、前房超声。

囊袋内原位超声是对内皮影响最小的方式，但这种方式的超乳针头距离后囊很近，需要非凡的反应和预判，只有高手方可驾驭。笔者不建议新手贸然学习这种高超技巧，否则学习期间的后囊破裂率很高，甚至有可能因医疗纠纷断绝手术成长之路。

囊口/虹膜平面超声，是将核块一一吸出至囊口，逐一乳化吸除。超乳针头与后囊保持距离，安全性高，同时内皮损伤小，笔者建议从此方法开始学习。

前房超声，是将核块拖至前房进行超声。一般不作为常规的操作方式，但在某些特殊情况下可以，例如超高度近视、某些小瞳孔的情况，但前提是有很好的预劈核，超乳操作熟练能量使用得当。前房超声对内皮的损伤也并不大。

初学阶段应该遵循一个理念——后囊比内皮重要。如果术前内皮计数正常（不正常的病例初学阶段应该回避），即使操作时间长、超乳位置靠前，只要预劈核操作成功,把新手最费能量的劈核这一步跨越,那么总体能量的释放就不会太大,内皮失代偿发生率极低。而一旦破了后囊,患者往往要承受更大的代价。

<h1 style="text-align:center">第三节 超声乳化操作要点</h1>

笔者已经在"劈核"部分进行了详细的分析,超乳拦截劈核和刻槽法等并非"新手最优解",故不在本节中进行详细讲解。夹持劈核是快速掌握白内障手术所推荐学习的技术,本节以已经完成预劈核操作进行后续 Phaco 操作为讲解。

一、负压拖出核块

脚踏控制超乳针头的操作,Ⅰ挡时开放灌注,注水,此时没有声音(有的设备会给一个提示音);Ⅱ挡时负压泵开始工作,此时会有泵转动的较低沉的声音,相当于打开吸尘器;Ⅲ挡时增加了超乳针头的震动,有"滋滋"的较为高频尖锐的声音,相当于冲击钻。要用负压将被已经被劈开的核块拖出囊口,单纯使用Ⅱ挡负压是不够的(图 4-3-1A),针头与核块的接触面不牢固,很容易脱负压,需要先用浅Ⅲ挡将针头钻入核内,再回到深Ⅱ档用最大负压才能够有足够的吸力(图 4-3-1B)。

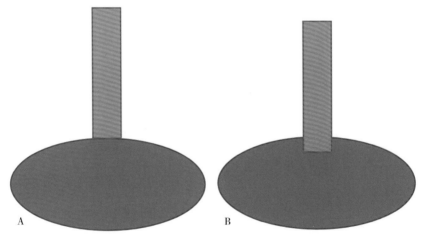

图 4-3-1 负压吸引核块

二、超乳碎核

Phaco 过程中,脚踏挡位大部分时间是在浅Ⅲ挡～深Ⅱ挡之间来回切换的,对硬核可较多踩至深Ⅲ挡。确定目标核块,针头摁在核块最厚的位置,踩Ⅲ挡钻进去,然后一边向囊口提拉,一边脚踏向深Ⅱ挡回撤。将核块提拉出来后,左手顺势绕到核后与超乳针头一起对核块形成挤压,将核块再次一分为二。就这样大块化小,小块化碎,碎到超乳针头2倍大小时,就可以直接被超声乳化吸除。整个Phaco过程就是在重复上述动作(视频4-3-1)。注意事项如下:

视频 4-3-1

1. 超乳针头初进前房时,是超乳导致后囊破裂最低风险的时刻,要迅速地找到浅Ⅲ至深Ⅱ挡的脚踏位置,应该大胆深踩到伴有"滋滋"音的Ⅲ挡,然后慢慢回抬脚踏,到"滋滋"的超乳声音刚刚消失时,就是深Ⅱ挡的位置。新手期往往容易发生的操作是从Ⅰ挡开始缓慢的下踩脚踏,由于不敢踩,有时候要很久才能找到深Ⅱ挡的位置,白白浪费时间。

2. 找到深Ⅱ挡的脚踏位置后,要找目标核块最厚实的部位,深踩Ⅲ挡钻入,一边回抬至深Ⅱ挡,一边将核提拉至囊口。浅Ⅲ挡回深Ⅱ挡的脚踏动作要反复练习,动作准确,如果脚踏回抬过多,负压不足将无法拖出核块。

3. 超乳针头埋入核块将其吸引拖出囊口,需要手脚配合良好才能完成。这个动作的成功率是Phaco熟练程度的重要体现,学习阶段可能经常松脱。笔者强调找核块厚实的部位埋入,但当拖拽失败时,这个位置可能已经被"吃"出一个坑,不再厚实了,此时应该换位置重新尝试。如果厚实的位置都尝试并失败,那么需要依靠左手钩转核动作,将其他厚实的位置转到5点位,再行尝试(视频4-3-2)。

视频 4-3-2

4. 对劈时,左手劈核钩绕至拉起的核块背后,与右手的超乳针头位于核块对角线的位置,相向发力将核块挤碎,虽然名为"劈"核,但实际上更准确的动作是"挤"核。与前文所讲的夹持劈核类似,小块核的碎核过程也是双手钩夹住核的"原位劈核"。例如,超乳针头抵在核块右侧上方时(靠近角膜为上),左手的劈核钩就应该深入核块的左侧下方(靠近后囊为下)(图4-3-2A)。新手容易发生的操作是左手没有绕到核块背后足够深的位置,劈核时,双手都位于核的偏上方,没能形成对冲的力量,对劈的过程中,核块就会被推走而成为无效动作图(图4-3-2B)。劈核动作中,右手超乳针头应该基本保持不动,以左手劈核钩运动为主,并非双手的运动幅度相同。这一点请初学者多加注意。

5. 超乳针头初入前房时,应该大胆踩Ⅲ挡,因为此时晶状体核将后囊阻隔,破后囊风险最低。但在Phaco后期,只剩1/4~1/8核块时,Ⅲ挡要特别注意分寸。此时后囊前再无阻隔,前房波动,浪涌等容易使后囊膜前涌到针头,造成后囊破裂,需要快速的反应能力和预判能力方可避免。新手阶段,Phaco到最后一块核时,应该采取不断点踩的方式,谨防浪涌,给自己增加反应时间。

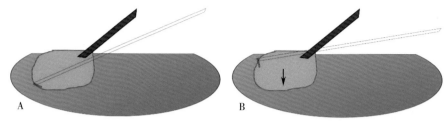

图 4-3-2 劈核位置示意图

除上述要点之外，初学阶段因为操作尚不熟练、反应较慢、对深度的控制不力，容易发生劈不开核、推核牵拉悬韧带、埋入针头时误伤后囊等情形，还需要额外注意一些操作要领，降低破囊率。

6. 右手超乳针头吸核寻求形成稳态。所谓稳态，对于新手来说是很重要的概念，可以帮助形成清晰的 Phaco 逻辑。用超乳针头吸引一个核块时，超乳针头吸核的位置决定了核块的活动。如果超乳针头吸在核块的一角，继续踩浅Ⅲ挡，核块会上下活动，此时就是非稳态。有时术者需要轻甩针头，让核块更换位置重新被超乳针头吸引。当超乳针头吸住核块的几何中心时，再踩Ⅲ挡，核块就不会上下翻飞，此时核块位置不再活动，超乳针头会慢慢扎入核块内部，这就是稳态。形成稳态后，如果核块比较大，应该回挡到深Ⅱ挡，停止继续深入，左手钩绕核进行劈核。如果形成稳态后继续Ⅲ挡，超乳针头会像穿糖葫芦一样将核块穿透，此时再劈核反倒不利。

7. 左手劈核钩不要盲目行动，右手活动时，左手钩可以留在侧切口附近，待右手超乳针头吸引固定核块形成稳态后，再将左手劈核钩下绕。在很多高手的手术视频中经常会看到其双手灵活，劈核动作非常连贯且有效，那是因为高手劈核逻辑清晰、动作加速，但如果初学阶段就盲目模仿，过多使用左手钩，反倒经常会帮倒忙。有时是左手劈核钩挡住了核块，影响超乳效率；有时是右手尚未"吃"住核块的几何中心，左手劈核钩就盲目劈核，容易推开核块，造成大量无效动作。在视频 4-3-3 中，会清晰地看到第 6 条和第 7 条所阐述的逻辑。

8. 较软的Ⅲ级核或者更软的核，不必强求左手钩劈核操作，有时在超乳针头寻求稳态时，Ⅲ挡能够不断地将核粉碎"吃"入，而始终不能形成稳态，这时左手钩就不必参与劈核（视频 4-3-4）。劈核操作是为了减少能量的释放，对熟练者来说，每劈一下就减少了一份能量输出，可使患者术后恢复加快。但对于初学者而言，超乳针头固定不动，只单纯地踩Ⅲ挡，相对于左右手都需要参与的劈核操作而言，显然是更简单和安全的。只要预劈核顺利完成，能量释放的总量就很难超标，内皮的损伤不必太过担心，术后即使有角膜水肿也会很快消退。

视频 4-3-3　　　　　　　视频 4-3-4

三、左手钩应掌握的动作

在白内障手术中,左手劈核钩除了前述的劈核操作,还有几个动作应该掌握。

（一）转核

转核时,要将左手钩立起增加接触面积,通常向切口下逆时针转核。转核时,要敢于将劈核钩置于瞳孔缘甚至虹膜以下视野外的位置,不能只在视野之中运行(视频 4-3-5)。

（二）钩核出核

这是预劈核技术独有的操作。在超乳针头吸引拖核出囊口并不顺利的时候,可以采用此动作迅速达到出核目的。具体操作为,左手劈核钩直立,顺预劈核中央缝隙绕至右侧核赤道部,向上钩回,将核块拉出囊口(视频 4-3-6)。

视频 4-3-5　　　　　　　视频 4-3-6

（三）保护后囊

在 Phaco 所剩核块不多的情况下,左手钩可以伸至核块下方。万一后囊前涌,可以稍事阻挡并形成囊膜皱褶,容易观察和预警。

（四）支撑囊袋（悬韧带断裂时）

在术中发现悬韧带局部断裂,为了避免玻璃体大量涌出,可将左手钩插入囊袋抵住断裂区域,靠杆部帮助劈核,有时甚至需要右手单手完成超乳。

四、碗形壳的处理

常规白内障手术中,中央区域的核块吸除并不困难,但如果留下一个碗形壳,其距离囊膜非常近甚至与之粘连,很多后囊膜破裂都发生于碗形壳的处理过程中。所以,对于学习阶段的医生来说,并非越轻的白内障手术难度越小。Ⅲ级核夹持预劈核操作相对简单、易学,而且可以吸住核块中央而将周边皮质壳一同拖出囊口超乳粉碎,手术难度是最小的。而Ⅱ级软核,用超乳针头吸住和拖出核是很困难的,有时,即使是很浅的Ⅲ挡也会立即"吃"掉与针头接触的晶状体核,而无法完成埋入和拖拽,所以很容易把中央核块挖空而留下碗形壳。碗形壳与囊膜之间存在一定粘连,力学形态也不利于对其负压吸引,需要特别精准的负压控制才能将其吸住拖出囊口,一旦超乳针头插入过深,破后囊只在瞬息之间,对初学者有很大挑战。

软核手术的核心就是避免形成碗形壳。合理的水分离操作可以用水压将晶状体核顶出囊口,自然就不会形成碗形壳,是很推荐的软核手术操作。

但在学习阶段,不是每次都能水分离把核顶出,Ⅲ级核手术中也可能拖拽核块失败,逐渐将中央挖空。总之,在白内障手术中,留下碗形壳是非常常见的,必须掌握其正确的处理原则,否则学习阶段将面临大量破后囊的风险。

在碗形壳或周边核块的吸除中,初学者会下意识地将超乳针头插入囊袋内对目标进行吸引,试图用准确的脚踏控制既吸住目标核块,又不能释放过多能量击穿后面的囊膜。精准掌控并不容易,术者进行此操作时往往会非常紧张。要解决碗形壳的难题,树立正确的位置意识非常重要,对于还不是非常熟练的医生而言,只要中央区的核块已经被"吃"掉了,超乳针头就永远不应该插入囊口之中。换言之,只有在 Phaco 初期,核块厚实完整,后囊安全时,超乳针头可以进入囊口之内钻入核块进行拖拽;而当中央核块已经消失,后囊距离超乳针头之间不再有厚实的核块阻隔时,超乳针头就不应该再进入囊袋内了。这个意识对于尚不熟练的白内障医生来说是非常重要的,严格的落实就能明显降低后囊破裂的发生率。

读者可能会有疑问,核和皮质壳都在囊口内部,不深入又如何将其吸出呢?

笔者做了一个实验,用一个吸管吸起贴在桌子上的薄膜(视频 4-3-7),形象地描述了皮质壳正确的处理原理。用嘴噙着吸管吸气,产生的负压大概是400mmHg,与我们手术中使用的负压相似,想在中央区域吸起薄膜是相当困难的。在手术中,碗形壳就像这个薄膜,我们要放弃从中央区突破的想法,而应该去寻找它的边缘。碗形壳从后面绕过视野之外的赤道部,边界就呈现在前囊口(图 4-3-3)。负压吸引的针头应置于囊口旁,朝向囊口,因为有时囊口并不明显,所以这个动作有些像是将超乳针头朝向瞳孔缘吸引,针头要大胆地靠近瞳孔缘,实际距离约 1mm,足够靠近才能吸引到前囊口下的碗形壳边缘。超乳针头大概的深度是针头 1/3~1/2 的面积在囊口上方,针头 1/2~2/3 的面积

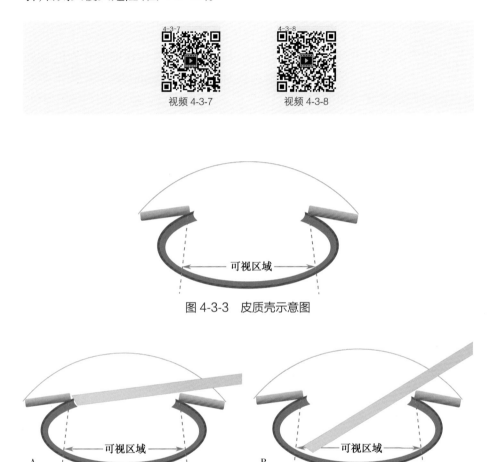

在囊口下方（图 4-3-4A）。吸住碗边之后，就有机会将整个碗拉离囊袋甚至形成翻转，从而迅速而彻底地吸除（视频 4-3-8）。不要将超乳针头插入囊袋内吸引，否则又慢又危险（图 4-3-4B）。

视频 4-3-7　　　　视频 4-3-8

图 4-3-3　皮质壳示意图

A　　　　　　　　　B

图 4-3-4　超乳针头的合理位置

希望读者牢牢记住囊口内缘 1mm 这个位置，在 Phaco 吸引拖拽核块的操作、皮质壳的处理，以及在后文讲解的 I/A 吸出残余皮质的操作中，都会频繁应用到这个位置。

在 Phaco 操作中，用超乳针头吸引拖拽核块时，针头在此处对后囊来说是最安全的，尝试拉住半侧或者 1/4 核，在核较软或者术者操作尚不熟练时，可能会"吃掉"一部分瞳孔区的核块，但没能将赤道部的核块拖拽出囊口，此时可以用左手钩进行钩核或者转核操作，将没有操作过的区域换到超乳针头下方,继续尝试。反复这个操作,直到成功将核块拖拽出来为止。一旦拖拽成功,就打破了成碗的基础,后续操作不再困难。在夹持劈核成功的基础上,随着转核,核块被"吃掉",体积逐渐减少,吸住并且提出来的难度会逐渐下降(视频 4-3-9)。

视频 4-3-9

新手期需要牢记,右手的 Phaco 针头是"笨重的主炮",左手的劈核钩则是"灵活的助攻","主炮"应该坚守在自己最舒适的区域——切口附近到对侧囊口内 1mm(图 4-3-5),不能随意活动离开舒适区。如果"攻击目标"移动,不要下意识地出动"主炮"到处追赶目标,正确的做法是尽量用左手劈核钩,通过转核和钩核等动作,把"目标"驱赶到"主炮"舒适的区域,然后左手钩退回侧切口附近,由"主炮"继续完成吸引和拖拽。要有足够的耐心,尤其不要贸然用超乳针头深入中央区囊袋内去处理核块,这个意识对于新手期控制破囊率非常重要。培训中,很多从零开始的学员严格按照此原则耐心操作,可以做到头 50 例独立完成的白内障手术零破囊,这对于建立术者的自信和患者的认可尤为重要,是影响术者能否有机会继续学习和成长的关键因素。夹持劈核技术结合 Phaco 针头舒适区的理念,是我的培训班能够帮助医生零代价学会白内障手术的核心,也是与其他培训最大的区别。

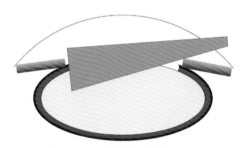

图 4-3-5 超乳针头的舒适区

处理已经成碗的核壳以及吸除贴近后囊的皮质壳或者皮质丝都是同样的动作和原理。当吸引前囊口下的碗边操作逐渐熟练之后,就可以尝试用 Phaco 针头配合龙卷风操作(在第五章中具体讲解)来吸除皮质壳,这比 I/A 吸除皮质壳效率高很多,这也是高手之所以能把白内障手术缩短至 3 分钟以内的非常有价值的一项技术,值得训练和学习。操作熟练之后,甚至可以省略掉 I/A 这一步操作,Phaco 后直接植入 IOL(视频 4-3-10)。

对小瞳孔手术,掌握 Phaco 针头吸除皮质壳的技巧可以大幅加速小瞳孔下皮质壳的吸除,是白内障手术的进阶技巧,也是不借助瞳孔扩张完成小瞳孔手术的前置技术要求之一(视频 4-3-11)。

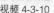
视频 4-3-10

视频 4-3-11

五、术中无负压故障排除

Phaco 过程中,经常发生负压无力的问题,表现为针头吸不住核或者皮质,或称核块不跟随,影响手术进程。此时,术者应撤出超乳针头,尽快找到原因并排除故障,避免延误手术引起患者误解。下面就常见原因进行讲解。

（一）针头或者管道堵塞

术中无负压最常见的原因是针头管内阻塞,常见于硬核,核块可以堵塞于针头的管部,也可以堵在负压软管内,管内阻塞的位置多在负压传感器旁的三通部位。

堵塞的表现为:超乳针头（或 I/A）置入水中,脚踏踩到底,如果超乳机面板显示负压到达峰值,可伴有峰值报警音,则代表发生阻塞。再将手柄后的两个管道拔下对接,将脚踏踩到底,单独检查管道。若管道阻塞,负压仍为峰值,可更换管路。若管道通畅,因管道有少量阻力,此时负压值应该升高到 30~50mmHg,但不为 0,可判定针头阻塞,可用针管＋三通从后部注水冲开,或者更换针头。

（二）管道漏气

管道漏气常因可反复消毒的硅胶管道老化所致。

漏气的表现为:超乳针头（或 I/A）置入水中,脚踏踩到底,面板显示负压值为 0,说明管路漏气。可仔细检查管道接头部位有无裂损,如有发现,剪除重新接驳管路,或者更换新管路。

（三）负压过低（参数或者模式错误）

超乳设备如果有抛光模式,术中脚踏板可能误踢到该模式,负压值过低造成核块不跟随,修改模式即可。

（四）排水管阻塞

在手术经验不太丰富的医院中可能会出现此种情况,因超乳设备的排水管较短,需要接驳一段软管至废水桶,有时会误用带有过滤网的输液器。开始手术时基本正常,但做几台之后,排出的晶状体碎屑会堆积在过滤网上造成排水管末端阻塞。

排水管阻塞的表现为:

超乳针头（或 I/A）置入水中,脚踏踩到底,面板显示低负压值,但不为 0。此故障比较隐匿,容易被忽略。

（五）后囊破裂

后囊膜破裂后,如果玻璃体前涌,阻塞在针头处,也可以表现为负压无力,核块不跟随。应掌握及时发现后囊膜破裂的技巧,避免盲目操作而骚扰玻璃体,在第八章将进行详细的讲解。

复 习

总结一下学习期的超乳原则:

• 提头将核块脱出囊口,再碎核超乳(硬核可以插入袋内,软核应找碗边)。

• "吃最厚的肉",一个地方只"吃"一次,不行就换地儿。

• 超乳针头置于囊口内 1mm,类似于吸引皮质壳边缘的位置,尝试拉住半侧或者 1/4 核,若"吃掉"了一部分瞳孔区的核块但没能将赤道部的核块拖拽出囊口,则用左手钩进行钩核或者转核操作,换一个位置继续尝试,反复这个操作,直到将核块拖拽出来为止。要有足够的耐心,不要贸然用超乳针头深入中央区囊袋内去处理核块。

• 不把超乳头埋到囊袋中央区深处超声。

• 不要试图用超乳头提拉薄的碗壁,要找囊口位置的碗边。

在第七章,笔者会为大家介绍一种全新的抛光技巧,进一步降低成碗的可能,提高软核手术的成功率。

第五章

I/A 注吸

I/A 注吸操作(简称 I/A)是白内障手术中相对简单和安全的步骤。这个步骤有点儿像语文考试中的作文,答完不难,却很容易拉开分数。I/A 操作是决定手术时长的重要环节,不同的操作理念和技巧差距很大,短可 10 秒钟,长可 5 分钟。所以,I/A 虽简单,也应该寻求最佳操作技巧,力求将 I/A 时长控制在 20 秒以内,对缩短手术总时长大有裨益。

笔者已在 Phaco 操作的章节中讲解了碗形壳的解决方法,I/A 操作的基本理念与其异曲同工。在本章中,将讲解另一项重要的操作——龙卷风,同样也适用于 Phaco 阶段碗形壳、皮质壳的吸除[*]。

龙卷风的操作理念,指的是 Phaco 或者 I/A 针头沿切线方向的运行和发力,而不是向圆心方向发力。AlanS.Crandall 医生(美国)曾在尸体眼中录制了 I/A 的龙卷风操作,非常形象地阐明了其原理(视频 5-0-1)。可以看到,龙卷风操作,相比传统的扇形吸除皮质,减轻了悬韧带的牵拉,不仅更安全,而且提高了效率,是非常值得推荐的技巧。

视频 5-0-1　　　　　　　视频 5-0-2

第一节　龙卷风动作

I/A 针头的吸引孔永远不需要朝向后囊。I/A 的吸引孔,大多数时间是朝上的(角膜方向)(图 5-1-1A),只有在吸除切口下的皮质时,可以旋转手柄立起针头,使吸引孔朝向侧面(赤道方向)(图 5-1-1B),但始终不需要朝向后囊。有一定弯角的 I/A 针头,相对于直头的 I/A,更容易实现这个操作,更适宜学习阶段的医生使用。

至于后囊抛光,也无须用 I/A 负压去吸引后囊,在第七章中会介绍更安全和快速的解决方案。

I/A 针头的位置应位于囊口,通过吸引前囊口下方的皮质,将赤道及后囊的皮质一起带出来。因为吸引孔位置不同,I/A 针头的位置比第四章中超乳针头所述的位置稍微低了一点点(图 5-1-1)。

在囊口吸住皮质后,维持中等负压,以皮质能够卡在吸引孔为准,不要放射状拉扯皮质呈扇形吸除,而应向两侧切线方向牵拉,以实现皮质大片松脱。

---

[*] 本章节的培训视频讲座见视频 5-0-2。

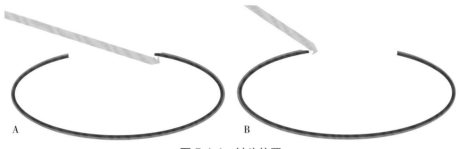

图 5-1-1　针头位置

　　吸引主切口对侧的皮质时,可以稍随意,但吸引至主切口附近的皮质时,应有明确的目标。主切口下方的皮质是 I/A 操作的唯一难点。正常情况下,需要将 I/A 针头置于非常准确的位置——囊口下,并翻转、直立,才能吸除。因为这一步 I/A 手柄需要稍微竖立并翻转针头,角膜可能会有皱褶影响观察,而且可能需要在视野盲区中操作,对于初学者来说有相当的挑战。如果能利用 1 点位或者 9 点位的皮质,将主切口下方的皮质连带出来就再好不过了,可以避免高难度的操作。所以,当 I/A 针头吸住 12 点 ~1 点的前囊下皮质时,不要向 3 点方向顺时针拉扯,此时应该大胆地旋拧手柄,向主切口下方翻转针头,就可以将切口下的皮质拽出来(视频 5-1-1)。吸住 9 点 ~10 点的皮质也是同样道理,不要向 7 点方向逆时针拉扯,而应大胆地旋拧手柄,向主切口下翻转针头。对这一点进行额外强调,是因为吸住 1 点位的皮质后,向空间广阔的地方(3 点位)拉扯是我们下意识的动作,而这个下意识的动作会浪费将切口下皮质带出的大好机会。

　　常规的 I/A 操作是左半侧吸完再吸右半侧(视频 5-1-2),但 I/A 操作的终极目标是连贯操作一气呵成。建议读者积极练习 360° 翻转 I/A 针头,从 1 点位逆时针方向连贯地将切口直至 8 点位的皮质一把带出的操作。笔者称之为"转圈龙卷风"(视频 5-1-3),这个动作一旦完成,则代表掌握了此章节的精髓,I/A 操作将连贯、快速而美观。

视频 5-1-1

视频 5-1-2

视频 5-1-3

　　龙卷风的理念,在 Phaco 过程的皮质壳吸除(视频 5-1-4)甚至核的处理(视频 5-1-5)中同样适用,是白内障手术进阶动作。

视频 5-1-4

视频 5-1-5

第二节　I/A 手柄的握持技巧

I/A 手柄的握持与其他所有器械持笔式的拿法不一样,因为持笔式较难实现切口下"转圈龙卷风"的动作,I/A 手柄的握持应非常松弛,甚至可以用双指夹持,目的就是方便旋拧手柄,能做出切口下的"转圈龙卷风"即可(视频 5-2-1,视频 5-2-2)。

视频 5-2-1

视频 5-2-2

第三节　I/A 手柄撤出动作

I/A 手柄和 Phaco 手柄的撤出动作,应该保持Ⅰ挡,并非常果断和快速。如果撤出动作慢,出水孔较针头前端先出切口,会有短暂的时刻没有灌注,切口被撑开,会发生前房塌陷。视频 5-3-1 中的动作,是一个初学者做出的稍显有趣的操作,虽然并不完全正确,但突出地显示出这种意识值得肯定。真正流畅的撤出动作见视频 5-3-2。

视频 5-3-1

视频 5-3-2

第六章

人工晶状体植入

视频 6-0-1

目前广泛采用推注器进行人工晶状体（IOL）的植入操作，动作相对比较简单，但其中也有很多陷阱需要小心规避，否则一台几近完成的手术在最后环节功亏一篑，会让医生感到极度沮丧。

下面，我们按顺序讲解人工晶状体植入的注意事项[*]。

第一节　装载人工晶状体

将人工晶状体装载入推注器中，是每个年轻医生当助手时常常做的工作，但偶尔还是可能会出现一些装载错误，造成夹腿、断襻等问题。装载时要做必要的检查动作，以确保万无一失。亲水性 IOL 较软，夹断襻的可能性相对较大，尤其需要注意装载技巧和检查的程序。

值得一提的是很多年轻医生喜欢在推注腔（或称"飞机头"）中注入铺满轨道的黏弹剂。这其实是多余的动作，真正需要黏弹剂的地方是只有光学区所在的位置，主要目的是减少推注时的摩擦。襻部的挤压相对小，并不需要黏弹剂润滑，一般中央 1/2 轨道长度的黏弹剂能够覆盖光学区足矣，双轨都应铺设黏弹剂。

亲水性 IOL 有 C 型襻、板型襻、四腿襻等类型，其装载方法基本一致。用示指和拇指控制"飞机头"（植入器）双翼，可以按在台面上获得稳定支撑，也可以放在中指上进行支撑，将 IOL 长轴与"飞机头"管腔一致。镊子半开下压光学区，半关两翼卡住光学区，然后调整襻部使其顺入管内，避免被两翼夹住。如果是 C 型襻，应回盘前襻使其呈肘形，方便植入时直接推入囊内（视频 6-1-1）。

视频 6-1-1

疏水性 IOL 一般使用带有金属杆的推注器，装载操作比亲水性 IOL 容易，但疏水性晶状体更依赖黏弹剂，可以将黏弹剂填充满推注腔。

第二节　填充黏弹剂

一、常规方法

推注 IOL 前可以先填充黏弹剂，有三个目的：保护切口下虹膜、保护内皮、保护后囊。只要达到这三个目的即可，推注量无须很多。重点的推注位置为，刚进入切口时推注黏弹剂，将切口下方的虹膜推开，同时封闭主切口，然后

---

[*]　本章节的培训视频讲座见视频 6-0-1。

向眼内边推边进。探入囊口内,在主切口对侧 5 点位囊口内多推注黏弹剂,撑开囊口,以便将 IOL 前襻直接推入囊口内,按照最小量手术原则。其他位置大量填充黏弹剂其实属于无效操作,会增加术后高眼压、囊袋阻滞等并发症的发生率。

在学习阶段,植入人工晶状体前向前房填充黏弹剂是有必要的。当术者切口制作的质量高、I/A 结束后前房保持充盈、推注人工晶状体的动作娴熟连贯、推注过程中前房不会漏水塌陷后,那么填充黏弹剂就不再是必需的操作。当然,如果没有填充黏弹剂,后续 IOL 调位就必须使用 I/A 针头,不能再用调位钩了。

二、免黏弹剂

笔者从 2016 年开始,在自己的白内障手术中全面使用 IOL 免黏弹剂植入技术(又称 IOL 水眼植入),并在学术会议上演示推广,曾经还引起非议(有专家认为增加了手术风险)。但不仅从笔者自己的手术来看,这项技术优势很大,且从带教经验看,每个高级班学员都在自己的头 20 次 IOL 植入操作中成功实施和掌握了这项技术。所以,这并不是什么复杂的高超技巧,只要具备正确的理念并掌握其前置技术要求,大部分白内障医生都可以学会此项技巧。

三、IOL 免黏弹剂植入的前置技术要求

- 角膜切口制作良好,I/A 撤出时前房保持充盈;
- 切口大小与推注器尺寸相匹配;
- 熟练掌握人工晶状体推注的技巧;
- 熟练掌握 I/A 直接调位 IOL 技能;
- 熟练使用正压 I/A 完成后囊抛光。

只要满足上述五项条件,尤其是前四项,就可以大胆尝试这项技术。使用与切口匹配的推注器(3.0mm 切口可以用直径 2.7mm 的推注器,2.4mm 切口可以用 2.2mm 的推注器),插入推注器时快速而准确,堵住切口,避免房水漏出,如果推注器和切口不匹配,则黏弹剂是必需的。IOL 推注时,因为前房始终保持充盈,内皮是很安全的,合理的推注角度也可以确保后囊膜的安全。撤出推注器时,切口迅速关闭,前房仍可以保持充盈。再 I 挡带水插入 I/A,前房持续维持,安全无虞(视频 6-2-1)。此过程不需要使用额外的前房维持手段。

IOL 免黏弹剂植入技术的关键在于前房深度,能确保前房不浅就可以用,否则不可。当然,不见得 I/A 针头撤出时前房变浅就必须填充黏弹剂,有时可

以先注水加深前房,只要前房可以维持充盈,就可以使用免黏弹剂推注技术(视频 6-2-2)。如果注水也维持不住,那再填充黏弹剂也不迟。

视频 6-2-1　　　　　　视频 6-2-2

有的医生可以达到前述的要求,但在推注人工晶状体时,因为不够熟练,可能在推注过程中发生前房塌陷。在学习过渡阶段,可以先仅在切口附近填充少量黏弹剂,囊袋内不填充,即可避免前房塌陷,待熟练后逐渐减少黏弹剂的用量。

IOL 在装载的时候,应该回折前襻使之形成肘形,可以更安全地直接推入囊口内。如果未能形成肘形,在推注过程中可以旋转推注器手柄改变前襻的角度,使其平躺进入囊口,而非直立。如果前襻没有回卷,担心后囊安全,也可以临时改变推注方向,向前房角推注,再调整入囊袋即可。

但需要强调的是,该技术更适宜于亲水性晶状体,原因有两点:

1. 亲水性晶状体通常使用头部有软塞的单手注射式的推注器。这种推注器推注迅速,而且头部的软塞可以将 IOL 完全推入前房,撤出推注器时,切口可以自闭,可以维持住前房。而疏水性晶状体多使用前端为金属杆的推注器,且可能需要双手拧动,推注速度慢,有可能留下后襻在切口外,前房很难维持。笔者在使用疏水性一片式晶状体时,往往会放弃原装的金属推注器,而改用亲水性晶状体使用的带软塞的一次性推注器,就可以顺利进行免黏弹剂植入了(视频 6-2-3)。如果使用需要双手旋拧的预装式疏水性晶状体或是三片式晶状体,黏弹剂的填充还是必需的步骤。

视频 6-2-3

2. 亲水性晶状体较软、弹性好,不会刺破后囊,推入前房后襻部回展迅速,更易于使用 I/A 针头调位。

四、IOL 免黏弹剂植入的优势

- 降低术后高眼压发生率;
- 减少 I/A 高灌注压的时长,术后角膜水肿减轻;
- 减少视盘缺血再灌注损伤;
- 手术时间缩短 60 秒,患者手术体验更好。

该项技术有上述显而易见的收益,但笔者之所以强力推荐学习免黏弹剂植入技术,还另有更加重要的原因。在笔者非常高效的后囊破裂处理技术中,免黏弹剂 IOL 推注是非常重要的前置技术,在第八章中会有详细的讲解。

第三节　推注人工晶状体

推注人工晶状体前,可先将前端的气泡和多余的黏弹剂排出。插入切口时,要注意推注的角度应与切口隧道方向一致,我们强调应该用推注器"飞机头"堵住切口,防止前房水漏出,有时会被误解为向下压切口。因为推注器前段是斜坡形状,如果推注角度过于竖直,IOL 将从下方溢出。具体操作要点见视频 6-3-1。要使推注腔的角度与角膜切口一致,有时还需要进行上挑切口的动作(图 6-3-1)。

视频 6-3-1

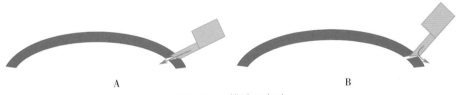

A　　　　　　　　　　　　　　　　B

图 6-3-1　推注器角度

堵住切口后,向前推注 IOL 的过程中,可以根据前襻的角度以及光学面的倾斜度随时内旋或者外旋推注杆进行调整。有时,此种调整可能会随着 IOL 的推进分两段进行。先观察前襻,调整其角度避免直立扎向后囊,如果调整不过来,可以上仰推向前房角;然后随着推进再观察光学部,使其恢复水平(视频 6-3-2)。

视频 6-3-2

第四节　人工晶状体调位

一、方法

人工晶状体调位主要有两种手法:①用调位钩从主切口调整 IOL,可以用 T 形或者 L 形调位钩;②右手持 I/A 针头直接调整 IOL,左手持调位钩通过侧切口辅助,建议用 L 形调位钩。当然,还有一种方法是右手单手推注 IOL,左手持调位钩通过侧切口将 IOL 直接压入囊袋,这种是需要双手配合比较高阶的手法,非常熟练后可以学习(视频 6-4-1)。

视频 6-4-1

用调位钩调整晶状体位置是很多初学者采用的方法,操作比较直观,在学习阶段可以采用。对三片式 IOL,填充黏弹剂,用调位钩进行调位可能是唯一的选择,但对一片式 IOL,无论亲水抑或疏水,都应该尽快学习掌握 I/A 针头调位,因为 I/A 针头调位具备明显的优势。

使用调位钩进行调位时,因为囊袋内已经填充了很多黏弹剂,对 IOL 存在向上顶的力量,加之调位钩顶压面积小,需要较多地切向转动 IOL 才能将 IOL 推入囊袋,这在一些比较困难的病例,如小瞳孔、超高度近视等情况中,会遇到困难。而且,对散光型 IOL 调位,调位钩更显得慢而笨拙。调整到位后,吸除黏弹剂,IOL 位置又会改变,万一旋转过多,可能还需要再重新旋转 180°,显然,这种手法不是最好的。

调位的目的是将 IOL 压至囊袋内,I/A 针头面积相对较大且带有灌注,针头和水流可以均匀、柔和地将 IOL 向囊袋方向压,使得调位操作更加方便、快速。更重要的是,熟悉用 I/A 针头调整 IOL 位置的手感,对后续手术技术的进阶非常有帮助。I/A 针头调位,是免黏弹剂 IOL 植入技术的前提之一,在快速处理并发症的技术中,也可能会需要用 I/A 针头对 IOL 进行精准的调整,将 IOL 托起至前房、压至睫状沟、旋转至特定角度,或在前房及囊袋内翻转,这些动作手感都可以在 I/A 调位 IOL 的操作中得到训练。

视频 6-4-2

I/A 针头调位,除了更容易将 IOL 压入囊袋,还可以轻松实现 IOL 顺时针和逆时针旋转。对散光型 IOL,可以明显地缩短操作时间(视频 6-4-2)。

二、操作要点

I/A 针头调位 IOL 不是什么高深的技术,而且练习风险较小,只要掌握几个要点,学习难度并不大。

I/A 针头 I 挡插入主切口,应寻求置于 IOL 光学区上方(靠近角膜的方向),这样才能下压光学区,使襻滑入囊袋内。但如果操作中发现 I/A 针头抵住了光学区侧面,甚至有插到其下方的趋势,应该将 I/A 针头停在切口中,I 挡维持灌注保持前房充盈,左手钩下压晶状体光学区,再前插 I/A 针头即可(视频 6-4-3)。

若推注 IOL 后,发现其一襻留在切口外,那么 I/A 针头不能直接向切口插入,否则会造成襻卡在切口中,需要用 I/A 头部抵住襻的尾部,再推送入切口(视频 6-4-4)。

视频 6-4-3　　　　　视频 6-4-4

　　I/A 针头抵住 IOL 光学区中靠近襻的部位,可以给 IOL 施加三个方向的力量:向下、向中心方向、向切线方向(图 6-4-1)。亲水性 IOL 襻部弹性较好,向下压光学区是使襻滑入袋口最主要的力量,其次是向中心,是为了让襻靠近袋口更容易滑入,切线方向的力量是次要的甚至并不是必需的,尤其是非 C 型襻的 IOL。例如,对板型襻 IOL 或四腿襻 IOL,可以完全使用向下和向中心的力量,没有切线方向的力量(视频 6-4-5)。亲水性 IOL 在襻部滑入袋口时会有明显的回弹,看到回弹,即是此襻进入囊袋的标志。而疏水性 IOL 几乎没有弹性,向下压光学区时,可能一部分襻进入了囊袋,但尾部还在囊袋外,不会有回弹表现,此时,需要一些向切线方向的发力,或者左手调位钩帮助襻尾进入囊袋(视频 6-4-6),有时需要下压等待一段时间。

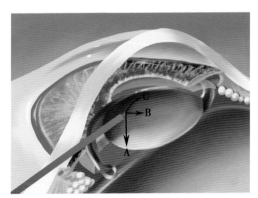

图 6-4-1　用力方向示意

视频 6-4-5　　　　　视频 6-4-6

　　为什么要如此重复强调各种力的方向呢? 有的读者可能会问,我就算多用了一些切线方向的力量,把晶状体多转了一些,也总能推进囊袋的。没错,但我们强调的每一个细节、里面包含的原则,都是为了白内障手术进阶所做的技术储备。在破后囊的处理中,IOL必须使用最小量、最精准的动作完成调位,才能减少玻璃体前涌等次生问题(视频6-4-7)。还有的情况下,IOL并没有多少可以转动的空间(视频6-4-8),在第八章中会进行更加详细的阐述。

视频 6-4-7　　　　　　　视频 6-4-8

第五节　吸除 IOL 下方黏弹剂

如果植入IOL前进行了黏弹剂的填充,那么除了吸除前房黏弹剂,还应该进行IOL下方黏弹剂的吸除。如果没有使用黏弹剂,并且在I/A操作中已经完成后囊膜抛光,那么I/A探入IOL下方进行吸除不是必需的操作。

将I/A针头探入IOL下方的动作比较简单。I/A针头向下按压晶状体光学区,向中心推动,使光学区边缘暴露于视野,这个动作有点儿类似移动漂浮于水面的光滑泡沫板,需要先轻轻向下按住才能推动。左手钩直立贴IOL表面下滑钩住侧缘,轻拉,然后I/A针头顺隙而下即可。除了吸除黏弹剂,还可以在IOL下方进行后囊膜抛光操作。

视频 6-5-1

值得一提的是,IOL调位、吸除黏弹剂以及抛光的过程中,I/A针头可以始终保持吸引孔冲上,避免吸住后囊的风险。应该在学习手术的阶段就树立这个意识,努力降低后囊破裂的发生率(视频6-5-1)。

第六节　确定晶状体位于囊袋内

植入操作完成后,在撤出I/A针头结束手术之前,还应该进行检查工作,确认IOL所有襻都在囊袋内。

检查的动作分为两步:动作确认和囊口确认。

动作确认,就是用I/A针头向后囊方向下压光学区的襻根部位,使IOL压向后囊,类似重复调位IOL各个襻的动作,当然要掌握力度。这个动作并不危险,可以大胆尝试。

囊口确认,即当囊口在瞳孔内可以观察到时,可以采用囊口直视确认。但这里说的囊口确认并不是简单地观察囊口与 IOL 的相对位置,因为单纯观察偶尔会有欺骗性。需要配合一个动作——用 I/A 针头平下压 IOL 并轻微左右摆动。注意观察囊口,如果囊口形态不变,则表明 IOL 全部位于囊下,如果随着 IOL 摆动,囊口形态改变或者出现切迹,则说明 IOL 一襻在囊内一襻在囊外。

当然,这些确认动作可以合并在 I/A 针头四处游走吸除黏弹剂的过程中进行,且随着手术经验的丰富,在不具备囊口确认的情况下,动作确认就足以令术者对 IOL 的位置充满信心。具备这些手感,将对小瞳孔手术的 IOL 植入操作有很大帮助。

撤出 I/A 针头和水密切口的操作要点在相关章节已经详细地讲解过,不再赘述。

第七节　IOL 翻转的处理

除少数说明书中明确标注双侧对称的 IOL 以外,大多数 IOL 是存在正反面的。正反面曲率不同,各自承载不同的功能。有时,IOL 转载时装反了或是推注过程中发生了扭转,IOL 在眼内上下翻转,此时如果置之不理,可能会有屈光度偏移(多为近视偏移)、后发障等问题。对多焦点 IOL,衍射环位置改变,可能还会影响光学质量。所以必须将 IOL 恢复正确的位置。

可以先将 IOL 调至囊袋内,然后用 I/A 针头和左手调位钩配合翻转 IOL。动作类似于吸除 IOL 下黏弹剂,将 I/A 针头置入 IOL 下后,调位钩移至 I/A 针头对侧,以 IOL 长径为轴,缓慢翻转 IOL 即可。动作缓慢柔和,后囊是安全的。视频 6-7-1 演示了板式晶状体的翻转,常见的 C 型襻晶状体操作更加简单。

6-7-1

视频 6-7-1

至此,IOL 植入的操作就讲解完了,这个步骤虽然并不难掌握,但要做到完美的极净、极速并不容易。要达到完美,操作技巧的难点其实不多,更多的是理论的理解和意识的转变,需要读者做出一些突破的努力。

第七章

小刀囊膜抛光

曾经,囊膜抛光是一个被忽视的步骤,因为它并不影响患者术后短期的复明效果,而且,即使几个月后出现了后发障或前囊膜挛缩,也可以使用YAG囊膜激光进行简单有效的治疗,所以难以引起医生们的重视。而且,现行的抛光技术还存在很多不足,也限制了医生进行抛光的意愿和抛光操作的普及。

近年来,随着屈光性白内障手术理念的推广,在很多白内障专家的呼吁中,囊膜抛光操作的重要性正逐渐得到重视。在这一章中,笔者将深入分析、寻找囊膜抛光的理想方案。

抛光分为前囊膜抛光和后囊膜抛光,笔者分别进行讲解 *。

第一节　前囊抛光

前囊抛光的临床意义是减少前囊口的挛缩,对闭角型青光眼、超高度近视、视网膜色素变性、假性剥脱综合征等悬韧带不良的病例,有助于维持远期IOL位置稳定。尤其是植入亲水性人工晶状体时,如果没有进行前囊膜抛光,或撕囊口太小,可能术后数周至数个月就会发生严重的囊膜挛缩(图7-1-1),

导致IOL偏位,视力下降。对这类病例,细致的前囊抛光＋张力环植入,可以有效降低囊膜皱缩的发生率。在使用可调节晶状体时,因其襻部较软,难以对抗囊口挛缩的力量,也需要进行前囊抛光。除了这些特殊病例,多焦点晶状体的手术中也推荐进行前囊抛光。因为多焦点晶状体带有衍射环,对居中性很敏感,手工撕囊很难做到各方向完美对称,远期可能产生不对称的囊膜挛缩的力量,造成IOL轻微偏中心。而前囊抛光可以减轻囊膜挛缩,帮助保持IOL位置

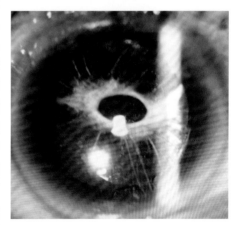

图 7-1-1　前囊挛缩

视频 7-0-1

和屈光状态远期稳定[4-7]。但在常规白内障手术中,并不是所有医生都推荐前囊抛光,文献中关于前囊抛光是否一定能够减轻前囊膜混浊是存在争议的[8-10],但笔者将要推荐的前囊抛光技巧,除了抛光还有额外的收益,在软核和上述特殊病例的手术中,值得推荐。

＊　本章节的培训视频讲座见视频 7-0-1。

一、现行的前囊抛光

1. I/A 负压抛光,用 I/A 高负压吸引前囊膜,可以有效地将囊膜下上皮细胞刮除(视频 7-1-1)。这种方法的缺点是:抛光范围只能达到 270°,切口下难以操作,在悬韧带不良的病例中操作有牵拉悬韧带的风险。国外曾出现带有超声震动抛光效果的 I/A 针头,不失为一种前囊抛光的好方法,但国内很少见到。

2. **前囊抛光器抛光**　市面有多种前囊抛光器,其中褚涛医生设计的褚式前囊抛光器效果较好,可以完成 360° 较为彻底地抛光(视频 7-1-2)。但此种方法也存在小的缺点,因为囊膜飘荡的状态下难以抛光,所以需要填充大量黏弹剂撑起囊袋,需要较长时间进行抛光和 I/A 吸除黏弹剂的操作,也增加了术后发生黏弹剂残留的可能性。

一名白内障高手的手术时长通常在 3 分钟以内,第二种方法花费 2 分钟进行收益并不明显的前囊抛光,还可能增加术后高眼压的发生率,很多术者并不情愿。所以第一种 I/A 负压抛光的方法,虽然抛光效果并不彻底,但使用却更加普遍。I/A 负压抛光技术对于初学者来说,也存在一定的难度和牵拉悬韧带的风险。总之,这两种方法,都存在一定的瑕疵。

除了抛光操作方法,我们还应该思考,现行抛光的时机是在 IOL 植入操作之前,这是最优时机吗?有没有既能快速操作又简单易行的抛光方法呢?

在介绍小刀抛光技术之前,请读者先看视频猜一个谜题(视频 7-1-3),猜猜看这个环状物体是什么东西。之所以是谜题,是因为在小刀抛光技术问世之前,它从未出现过。

视频 7-1-1　　　　视频 7-1-2　　　　视频 7-1-3

二、小刀前囊抛光

小刀前囊抛光技术是一种全新的前囊抛光解决方案,它使用一种特制的小刀抛光器(专利号 2019 108 833707),将前囊抛光的时机前置,在撕囊之后,晶状体摘除前进行前囊抛光。囊膜由晶状体支撑,处于拉紧的状态,比晶状体摘除后飘荡的囊膜更利于晶状体上皮细胞的刮除。此时前房已经充满黏弹剂,亦不需要额外黏弹剂的补充。

视频 7-1-4

　　将小刀抛光器通过主切口伸入前房,插入对侧前囊口下,轻轻挑起,进行左右横摆刮除动作,可以完成 1 点 ~9 点的抛光。也可从侧切口插入,进行另一侧包括切口下方的抛光。从切口撤出时,要注意轻压下唇撤出,避免刃部切割切口(视频 7-1-4)。

　　小刀前囊抛光器有手动和超声电动两个版本。手动版尖端的抛光部分为 3mm 长的立刃,宽 0.12mm、高 0.25mm,刃的锋利度适中不会刺破囊膜。超声电动版本前端较扁平,可增加摩擦和抛光效率。手动版小刀抛光器(图 7-1-2)为Ⅰ类手术器械,已经上市,电动版为Ⅱ类手术器械,还需要较长时间才能应用于临床。

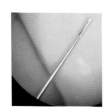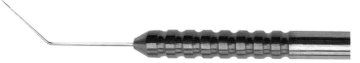

图 7-1-2　小刀前囊抛光器

　　小刀前囊抛光技术,具备以下优势:
- 晶状体支撑和拉紧囊膜,使抛光有较高的效率。
- 抛光操作简单,初学者容易掌握。
- 可以实现接近 360° 抛光。
- 抛光操作时间只需 20 秒。

视频 7-1-5

　　除了完成抛光工作,此种方法还有一个额外的收益——帮助皮质与囊膜分离,尤其是主切口下方的分离,这可以明显简化皮质壳的吸除,简化切口下方皮质的吸除。对于初学者来说,这个额外收益甚至超过了抛光本身的意义。现在,我们可以揭晓之前的那个谜题,看小刀抛光是如何帮助简化 I/A 操作的(视频 7-1-5)。

　　目前,手动版小刀抛光虽然只分离了囊口内 3mm 区域,但对整体皮质壳与囊膜的粘连产生了明显的松解作用,可以使皮质更容易大片剥离(视频 7-1-6)。尤其是切口下皮质与囊膜的分离,可以简化 I/A 操作中最大的难关——切口下皮质的吸除。在软核手术中,分离操作可以使晶状体核游离,避免成碗,简化 Phaco 操作。如与夹持劈核操作结合,即使水分离动作未能将晶状体核顶出囊口,软核的吸除也将非常简单,让初学者对软核手术更有信心(视频 7-1-7)。

　　小刀前囊抛光技术是屈光性白内障手术的黄金搭档。使用屈光性 IOL 的患者群体很多为软核,使用飞秒辅助的比例也较高。而小刀抛光不仅对软核有利,对飞秒辅助的白内障手术也有帮助。飞秒辅助的白内障手术可以获得精准居中的前囊口,但同时也存在一些小的弊端。飞秒切割的囊口会把囊下的皮质一起整齐切割,I/A 负压吸引孔必须置于囊口内吸引皮质(图 7-1-3B),可能吸引囊膜牵拉悬韧带。尤其是在小瞳孔时,吸引动作更加困难。而飞秒辅助白内障手术有相当的概率会引起术中小瞳孔,这成为初学者排斥飞秒辅助白内障手术的原因之一。小刀前囊抛光会重新制造皮质与囊口的错位,使 I/A 针头吸引的位置与常规白内障手术无异(图 7-1-3A),即使发生小瞳孔,也可以轻松完成皮质壳的吸除(视频 7-1-8)。

视频 7-1-6　　　　视频 7-1-7　　　　视频 7-1-8

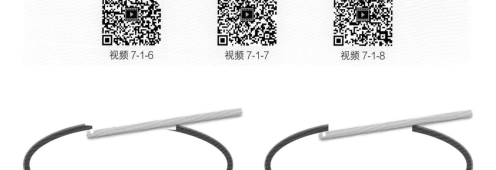

图 7-1-3　手工撕囊和飞秒切囊的区别。A. 手工撕囊,皮质突出于囊口;B. 飞秒切囊,皮质与囊口整齐

　　除此之外,这种抛光理念还可以进一步扩展。例如,在抛光器前端进行柔性延伸,使之能够插入晶状体赤道部,在其中负载晶状体上皮细胞杀伤性的药物,就有可能实现较为彻底的赤道部抛光。赤道部上皮细胞的清除一旦实现,将是白内障手术中里程碑式的革新,当然这需要材料方面的探索和试验。笔者正在进行这方面的工作,如果读者有兴趣,欢迎合作。

第二节　后　囊　抛　光

一、现行的后囊抛光

（一）I/A 负压抛光

翻转 I/A 针头，用负压吸引孔直接吸引后囊膜上的晶状体上皮细胞，需要使用低负压低流量以确保后囊膜的安全，需要脚踏精准的控制，也可以在超乳机上设置专门的抛光模式参数。I/A 吸引孔只有 0.3mm 直径，故此方法只能一条线、一条线地进行抛光，效率很低。用于清除局部残余皮质丝尚可操作，如果想完成大面积的抛光，需要花费很长时间。

（二）抛光器抛光

与前囊膜抛光器操作同期进行，也需要填充大量黏弹剂压平后囊，尽管抛光面较 I/A 吸引孔大了一些，但抛光效率仍然较低，明显延长手术时间，增加术后高眼压、囊膜阻滞等并发症的发生率。

视频 7-2-1

除抛光操作以外，很多时候还会遇到片状或者丝状皮质残留或者粘连在后囊上，此时，用光滑的 I/A 针头可能蹭不掉（视频 7-2-1），也需要采用翻转 I/A 针头负压吸引的方式进行清除，这种操作由于存在吸破后囊的重大风险，初学者操作难免心存顾虑。

二、小刀后囊抛光

下面介绍的小刀后囊抛光技术——I/A 正压抛光，相对于上述的操作，是更好的后囊抛光解决方案。该技术使用新式的带有粗糙面的 I/A 针头（图 7-2-1）（视频 7-2-2），所谓 I/A 正压抛光，就是使用 I/A 针头用正压水流压平后囊膜，用 I/A 针头背部及四周的抛光面进行抛光（视频 7-2-3）。

I/A 正压抛光操作过程中，负压吸引孔全程朝上，不翻转针头，避免了后囊被

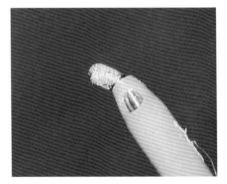

图 7-2-1　抛光 I/A 特写

负压吸引的风险。抛光面积较大，并且有灌注压平后囊，抛光效率较高（视频 7-2-4）。后囊安全，操作熟练后可以将抛光动作做得飞快（视频 7-2-5），即使在 IOL 下方进行抛光也游刃有余（视频 7-2-6）。

从抛光效率角度考虑,IOL 植入后,晶状体襻可以支撑囊袋,拉平后囊,此时的抛光效率其实更高(视频 7-2-7)。

视频 7-2-2

视频 7-2-3

视频 7-2-4

视频 7-2-5

视频 7-2-6

视频 7-2-7

抛光过程中可以使用Ⅱ挡,在进行抛光的同时吸除黏弹剂,动作一气呵成,高效又安全地完成抛光操作。

小刀后囊抛光——I/A 正压抛光学习起来非常简单,几乎没有操作难度,只是需要使用特制的 I/A。相比进口产品动辄上万,这种 I/A 由国内生产,价格非常亲民。I/A 在各种品牌的超乳设备中属于通用品,所以读者掌握和使用这项技术是触手可及的。

在小刀抛光技术问世之前,免黏弹剂的 IOL 植入技术虽好,但抛光方面总有缺憾,只能依赖 I/A 负压进行抛光,让很多年轻医生望而却步。待小刀前囊抛光和后囊抛光问世,不需要额外使用黏弹剂,至此,免黏弹剂的 IOL 植入技术方才圆满,适宜更多的医生进行学习。

最后,我们看一个常规Ⅱ级核的手术视频(视频 7-2-8),在小刀前囊抛光、夹持劈核、I/A 正压抛光三项并不难掌握的技术帮助下,这台手术中超乳针头保持在很安全的位置便轻松地完成晶状体核的吸除,后囊抛光也非常简单和安全。相信读完这本书,读者们一定会对做好白内障手术充满信心!

视频 7-2-8

第八章

术中并发症预防和处理

前面的各个章节讲解了白内障手术各个步骤最优化的操作,按此方向学习,可以帮助读者们平顺地走上白内障手术学习的道路。而对于有一定基础的医生来说,可以雕琢、改良手术动作和理念。相信读者们都会有很大收获。

在以往的学习中,我们往往有划重点的习惯,但白内障手术中并不存在不重要的动作。短短几分钟的手术,每一个动作都需要追求完美,把每一步做好了,后面就会越来越简单。你会惊喜地发现,自己学会白内障手术的速度远超想象。但如果没有注重细节,前面的一个小失误就会成为后面的大隐患。

笔者开办的培训线下课程保持着非常高的"二刷率",甚至有两名来自上海的主任医师,来京听了四遍。原因是,在学习课程后,对手术的理解会发生翻天覆地的变化,原来手术中有很多没有注意到的或认为理所当然的细节,听课后就能够注意到,并进行思考了。每听一次课都会有新的理解和收获,补齐一些之前忽略的细节。每一个细节的补齐,都意味着患者少承受一点儿风险,带来患者的信任和成长的自信。本书的读者,尤其是初学者,相信也会有此体会:本书中并没有重点和非重点的段落,每一个观点都总结和记录着笔者曾经遇到的每一个"坑"。建议多做复习,重视和掌握每一个细节。

学习白内障手术的过程就像学习驾驶,熟读本书前面的章节,可以学会如何平顺地上路,如何调整挡位,如何避免熄火,如何规避重大的障碍物。只要按照书中所讲的一步、一步地训练,很快你就可以成为一名合格的驾驶员,胜任普通道路的驾驶。但真正规模化的白内障手术,更像是行驶在高难的赛道上,有近百个坑或弯道在等着你。

白内障手术是一项充满了意外的手术,局麻手术中患者的配合、设备的因素、巡回护士和助手的能力,都可能影响到手术的进程。患者眼睛的条件也千

视频 8-0-1

差万别,前房只有几毫米的操作空间,面对 $4\mu m$ 的后囊膜和蛛丝般纤细的悬韧带,各种意外都发生在转瞬之间,这也是白内障手术难学的重要原因。从容应对这些意外的能力,来自长期大量的手术训练,是体现一位白内障医生技术水平的重要标准。当把这些"坑"全部躲过或者能够很轻松地跨越时,才能成为真正的高手。本章中,笔者将详细讲解白内障手术中的"坑"——术中并发症,帮助读者向白内障高手更快地成长[*]。

应对白内障术中并发症,有两方面的能力:
- 预判和规避风险的能力;
- 处理并发症的能力和时长。

---

[*] 本章节的培训视频讲座见视频 8-0-1。

相对于处理并发症的能力,预判和规避风险的能力其实更加重要,其与手术规划密切相关。笔者已经在各个操作的讲解中进行了细致的分析,但为了方便医生阅读此书时能够快速了解笔者白内障手术的精髓,在本章中,笔者会进行回顾性的总结,方便读者们进行复习。

第一节 切口并发症

一、角膜划伤,结膜划伤,结膜出血,患者疼痛

预防

患者配合度差时,眼球固定困难,角膜切口制作难度增加,可能出现这些问题影响患者手术感受。可通过调整切口制作顺序:以"侧切口—黏弹剂—主切口"的方式规避这一风险。

二、切口水密性差

切口水密性与内皮损伤、瞳孔缩小、虹膜脱出、后囊膜破裂等一系列并发症的发生都有关系,也决定了后囊破裂等并发症的处理难度和速度,怎么强调都不为过。如果把白内障手术形容成盖楼,那么切口就是地基,笔者之所以大费周章讲解并推荐用四段法制作切口,是因为一个水密性好的切口将为手术带来肉眼可见的进步,节省大量手术时间,以及为处理后囊破裂等并发症提供重要支持。

(一)预防

侧切口刀刃朝向 12 点,避免突然眼动切割。初学阶段主切口要严格按照小刀四段法进行切口制作,每一段都要达到参考标准,切口水密性就有保障。其中,第二段如果发生刀尖误入前房,可以后退少许,重新抬刀继续前行。

超乳手柄和 I/A 手柄从眼内撤出时,应该主动地做快速抽出的动作,维持前房充盈。

手术结束水密切口时,应避免前房先浅后深,针头注水的位置应在切口侧壁中外侧,不能撑开内口。

(二)处理

如果术闭发现主切口难以密闭,可加重角膜注水将切口两角打肿,必要时予以缝合。

三、后弹力层撕脱

(一)预防

制作主切口时,第三段应注意刀尖大角度进前房,减少刀尖钩起后弹力层

的风险。采用合理的硅胶袖套,超乳针头金属部分不应突出于袖套过多。进入切口时,要注意出水孔位于两侧。Phaco 操作中,超乳针头后退时应关注出水孔位置,避免出水孔退至切口层间。

后弹力层撕脱是多种因素叠加,量变引起质变的过程,一般发生较晚,Phaco 后期多见。绝大多数后弹力层撕脱都是在主切口下的,侧切口下的撕脱通常范围小、危害轻。术中见到膜样漂浮结构,应注意吸引孔远离,切勿随意吸除,必要时可左手劈核钩顶压保护。

(二) 处理

范围较小的、仅位于切口附近的后弹力层撕脱不需要特殊处理。脱离范围 <3mm 的,可以前房注气帮助贴合,注气量约 1/2 前房,卧位时气泡边界达瞳孔缘附近,立位时气泡能覆盖切口即可,注气过多会导致瞳孔阻滞性青光眼,或者影响患者术后第二天的视力。

对较大范围的后弹力层撕脱,需要进行恰当细致的处理,否则可能引起严重的角膜失代偿。大范围的后弹力层撕脱通常还留有一个蒂与角膜相连,操作时需要有清晰的逻辑,争取一次到位,避免反复操作,否则可能引起蒂部断离,这将是灭顶之灾。

大范围的撕脱需要用满罐大气泡顶压复位,其主要难点在于需要确保复位的后弹力层与角膜基质之间没有气泡和黏弹剂。气泡是肉眼可辨的,一般不会造成麻烦,隐形、有黏性并且吸收缓慢的黏弹剂才是大敌。很多反复复位失败的案例,都是因为层间残留了黏弹剂导致的(图 8-1-1)。所以,在发现大范围的后弹力层撕脱后,黏弹剂能少用就尽量少用,填充黏弹剂一时爽,吸除黏弹剂愁断肠。此时术者如果已经掌握了 IOL 免黏弹剂植入技术,那么操作起来将会简单得多。如果必须要用黏弹剂,也需要注意填充方向,将 IOL 植入到位后,吸除黏弹剂,吸除过程可能加重后弹力层撕脱时,允许少量黏弹剂残留。最后进行后弹力层的复位。

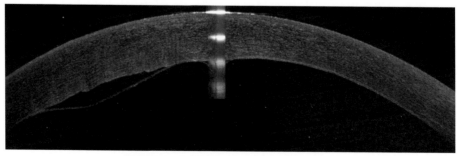

图 8-1-1　迁延难愈的局部后弹力层脱离

后弹力层复位的基本逻辑为从蒂部向脱离区方向填充气泡或者黏弹剂，不要反向进行。如果侧切口接近蒂部，可从侧切口补气，如果不是，例如蒂部朝向 6 点位，可在 6 点位用 15° 穿刺刀重新制作辅助切口。具体的操作为：侧切口注满气泡，轻压主切口下唇放掉部分气泡，再注气再释放，注气形成顶压，放气可以使层间的物质在重力或负压的带动下从主切口溢出。重复这样的动作，可以用最小量的刺激，将后弹力层与基质之间的房水、气泡或黏弹剂逐渐赶出来，并逐渐展平后弹力层。极端情况下，后弹力层可能形成折叠，可以从侧切口插入 L 形晶状体调位钩，直接拨动后弹力层帮助其展平，如果角度实在不方便，必要时可在其他方向制作侧切口。侧切口的宽度要精确控制，以插入调位钩但不漏气为准（15° 刀刺入 1/3~1/2 刀长即符合要求）。

大范围的后弹力层撕脱的处理过程中，需要前房填充满罐大气泡，但下台前，应注意控制眼压，不要过度注气，导致前房特别深、眼球过于饱满，否则术后气泡容易移至虹膜甚至 IOL 下，造成严重的高眼压。另外，手术结束后，不要让患者自行起立下台，应让患者维持仰卧位，将患者平移到平车上，送回病房后也要始终维持仰卧位，谨防气泡异位。术后很可能会发生瞳孔阻滞，不要心存侥幸，务必密切观察 2~4 小时。观察期间可予以醋甲唑胺、甘露醇等药物降低眼压。如果 4 小时后患者有眼压升高表现，可回手术室放出少量气体，解除瞳孔阻滞，同时观察后弹力层复位情况。有把握的医生也可以用裂隙灯进行放气操作，要注意不要放气过多，放气后嘱患者维持仰卧位或低枕卧位 1 天。

第二节　虹膜并发症

一、瞳孔缩小

瞳孔缩小主要是由于术中刺激了虹膜或者睫状体引起了缩瞳反应，类似于后弹力层撕脱，它也是一种积累效应。术中瞳孔逐渐缩小，在初学者手术中很常见，也是导致常规手术术程艰难的重要问题，值得引起重视。

（一）预防

缩瞳刺激常见的原因是术中前房变浅。术中如果发生前房突然变浅，瞳孔会随之缩小，这种属于弥漫性的刺激，反复多次就可能引起缩瞳反应。超乳针头不慎吸引到虹膜，也可能引起缩瞳，这种刺激相对局限，对瞳孔缩小的刺激较小。劈核阶段或 Phaco 阶段双手钩深入瞳孔后太深，碰触到睫状体，或劈核时推动核块过多，也会碰触睫状体，不仅会引起患者疼痛，也可能引发缩瞳，也需要注意。

初学阶段一定要重视并尽量避免每一次前房变浅，有些前房变浅是可以通过手术规划或简单的动作和意识加以规避的,例如制作主切口撒刀时、填充黏弹剂时、从主切口中撤出器械时、水密切口时,在相应章节我们进行了详细分析。Phaco 操作中前房忽深忽浅有更加复杂的原因,不仅对于瞳孔不利,更是增加后囊破裂的风险,笔者将在"后囊并发症"一节中进行详细阐述。

(二) 处理

初学者术前可以使用非甾体抗炎眼药水,减轻术中虹膜对术中刺激的反应,可准备虹膜拉钩,帮助度过初学阶段。当夹持劈核技术熟练、Phaco 和 I/A 操作规范、位置感好、IOL 调位娴熟之后,小瞳孔将不再成为手术障碍。

二、虹膜脱出

虹膜脱出是初学阶段常见的问题,没有足够经验的时候,容易陷入"还纳失败—虹膜萎缩—还纳失败—丝状萎缩—无法还纳"这样一个恶性循环,是初学者面临的巨大挑战。虹膜或萎缩的虹膜丝嵌顿于伤口,会造成瞳孔变形,切口密闭性下降,眼内炎发生率升高。

(一) 预防

切口位置准确、水密性好,瞳孔术程保持散大,虹膜就不会有机会脱出切口。一些特殊类型的虹膜松弛综合征病例,依靠完美的切口和快速而准确的手术操作,也可以规避虹膜脱出的困扰,如果术者没有足够把握,可以应用虹膜拉钩进行辅助。撕囊时要注意前房充盈,如果撕囊太慢,黏弹剂溢出过多,前房变浅,应及时补充黏弹剂。

(二) 处理

虹膜脱出于切口,还纳动作务必干净利索,一次到位,因为虹膜组织结构松软,如果反复刺激,会发生脱色素,甚至萎缩为丝状物,容易嵌顿在角膜切口使得还纳更加困难,形成恶性循环,这一点跟后弹力层撕脱有些相似。

视频 8-2-1

虹膜脱出并不是要当时就马上处理。如果脱出的虹膜的确影响了器械的进出,可以用黏弹剂针头侧杆还纳虹膜并补充黏弹剂将虹膜临时压住,让器械可以进入即可,注意千万不要用针头的尖端去戳虹膜,否则容易引起虹膜局部萎缩。通常情况下,虹膜脱出并不影响超乳针头和 I/A 针头的插入,手术可以正常进行(视频 8-2-1)。还纳处理的时机是在 IOL 植入完成后、水密切口之前。

要妥善还纳虹膜,必须充分理解虹膜脱出的原理和还纳动作的逻辑。虹膜之所以脱出于切口,原因是切口是相对低压区,虹膜伴随房水外流而嵌顿于切口。所以,虹膜还纳的关键并不是把虹膜推回去的动作,而在于解除这个相对低压。

如果虹膜脱出得不多,只是嵌顿于切口层间,没有出外口,可以用 I/A 针头 I 挡插入切口将虹膜推回前房,然后快速撤出,使虹膜没来得及流出时切口恢复密闭。切口只要闭合,相对低压不存在,虹膜就不会再脱出,然后外口水密一下切口即可,注意水密过程不要撑开内口。

如果用 I/A 针头还纳无效,说明切口水密性有问题,就需要采用第二套方案。此处常见的错误是,用注水针头向里戳虹膜并注水冲虹膜。这种操作一是会引起虹膜萎缩,二是让前房高压,加重对虹膜的顶压,可能会造成更多的虹膜脱出。另外,使用黏弹剂顶压虹膜或者剪开脱出的虹膜放出后房水也是完全没有必要的。要解除切口处的相对低压,有一个非常简单的办法,就是针头下压主切口下唇,将前房放空。前房压力消失为 0 时,自然就不存在相对低压区了,可以从容地用针头侧杆将虹膜还纳,还纳后,可以向切口两侧壁少量注水增加密闭性(这一步也可以在放空前房之前做,少量注水即可,不要让水过多进入前房)。然后就不要再碰主切口了,让其保持密闭状态,从侧切口注水充盈前房。此时主切口闭合,不存在低压区,虹膜脱出的问题就解决了(视频 8-2-2)。

视频 8-2-2

如果侧切口注水时,虹膜还是脱出主切口,主切口加强水密,重复上述动作后,仍然脱出,则说明切口制作失误,需要缝合。缝合的时机是在放空前房、还纳虹膜之后进行,缝合完毕从侧切口注水形成前房即可。

三、虹膜根部离断

在三个操作中有发生虹膜根部离断的风险。

- 撕囊时,注意力往往集中于撕囊镊的尖端,可能会忽略尾部。有时,撕囊镊尖端闭合时,尾部也完全闭合,遇到瞳孔小、前房浅的情况就可能夹住虹膜,严重的情况下会引起根部离断。在进行动物眼训练的时候,就要注意训练多点观察的意识,注意撕囊镊有没有夹住虹膜。正规的撕囊镊会在后部保持一定的缝隙,可以避免此问题(视频 8-2-3)。

视频 8-2-3

- 主切口进超乳针头等器械时,如果瞳孔较小或前房较浅,需要小心进入器械,应该稍仰头前插,不要顶住虹膜。尤其是虹膜脱出的时候,超乳针头等应该在脱出的虹膜上方进入,用袖套将虹膜带入前房,而不是用针头顶在脱出的虹膜中心。
- 侧切口插入劈核钩时,劈核钩的尖端有可能顶在虹膜上,贸然前插可能会造成根部离断。这个失误一般只发生于刚接触白内障手术的医生,由于协调比较生疏、注意力过于集中于右手的操作点上,忽略了左手动作而导致。

劈核钩插入侧切口的动作有两种：挑着进和扣着进（图 8-2-1）。这两种动作都有很多医生使用，但很少有人会去思考入钩的技巧，大部分都是自然而然养成的习惯。

初学者如果还未形成习惯，笔者建议采用仰式进钩（"√"式），劈核钩挑着进侧切口。原因有几点：
- 仰着进可以钩住切口调整眼位，方便右手进夹持劈核钩或 Phaco 针头。
- 仰着进切口后，左手轻捻动手柄进入工作状态，出钩时为原路倒放，回捻恢复进钩时"√"的姿态撤出。动作熟练养成习惯后，撤钩非常顺畅，不会卡在切口上撤不出来。在一些紧急情况，需要迅速撤出器械时，例如患者突然间动头时，可以确保器械快速撤出。
- 初学阶段，仰着进钩到虹膜的可能性小。

当然，对于已经养成自己习惯的医生，只要能控制好眼位，确保出钩顺畅，不会钩到虹膜，用任何进钩手法都是可以的。

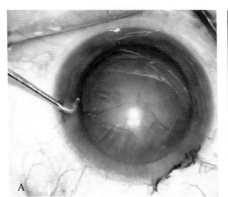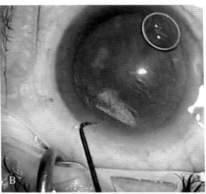

图 8-2-1　侧切口进钩手法

四、虹膜损伤

Phaco 操作中超乳针头可能误吸虹膜，在小瞳孔的手术中相对多见，不熟练时可能反应不过来，没有及时松脚踏，会超声损伤虹膜，留下虹膜局部萎缩的痕迹。不过通常虹膜损伤不会引起严重后果，如果 Phaco 反复灼伤虹膜，手术难度超过自己当前的技术能力，可进行虹膜拉钩。

五、前房出血

瞳孔过小时，有时需要用虹膜剪刀放射状剪开虹膜，这个过程是安全的，不会造成出血。但剪开的范围不能超过瞳孔缘外 1mm,以免影响瞳孔括约肌功能。

IOL 襻部或者劈核钩、调位钩不慎碰伤房角或睫状肌,有可能引发前房出血,但通常出血量不大,此时需要给Ⅰ挡制造前房高压,或者撤出器械,水密切口并前房注水维持高眼压。等待 1 分钟,待血凝后Ⅱ挡冲洗前房。下台前最好能够静置观察 1 分钟,确认出血停止。

第三节 撕囊并发症

撕囊过程中,因为各种因素,如晶状体膨胀、前房浅、手法问题等,囊口可能会向外裂开,这是术中常见的问题,随着手术的熟练,应逐渐掌握挽救的技巧。

撕囊过程中发现囊口向外裂开,首先需要判断有没有黏弹剂不足或漏出过快导致的前房变浅,如果有,应补充黏弹剂。如果严格按照撕囊章节所讲的"浅起囊,扯、松、绕"动作操作,囊口处的囊膜保持清晰可见,挽救的难度就低了很多,但如果已经骚扰了囊口周围的皮质,造成辨认不清,也有挽救的方法。

救囊技巧

挽救裂开的囊口有两个动作。第一个动作,拉一下囊膜,这一步的目的,是找到囊膜,并使之立起,就是撕囊章节中讲的"扯"的动作。当囊口附近的皮质已经被骚扰、囊膜辨认不清时(图 8-3-1A),扯的动作可以距离囊口远一点儿,在自己感觉有囊膜的位置试着抓取,抓的同时轻轻向中心做"扯"的动作,如果抓到囊膜,会有明显的联动,可以帮助迅速找到掀起的囊膜,并将囊膜立起(图 8-3-1B)。如果没有抓到,可以重复试抓。注意这一步主要的目的是判断囊膜的位置,并不是撕囊,所以动作很小,轻轻扯立找到联动的囊膜即可。立起囊膜之后,需要比较精准的动作,撕囊镊抓取目视可及的最靠近囊口裂开位置的囊膜(图 8-3-1C),如果囊口裂至瞳孔以外,就贴着瞳孔缘的位置抓取囊膜。然后,不走任何切线方向,直接向瞳孔中心拉扯,这样就可以把裂向周边的囊口拉回来,继续撕囊。只要能把裂开的囊拉回来,那么囊口就还是连续的,对后续 Phaco 操作的影响不大。拉扯的动作方向类似兔眼和猪眼训练时撕小囊口的动作。

如果找到囊膜,立起,抓住最周边的囊膜直接向中心扯,这些动作都做到了,但是囊膜形成一个拉紧的皱褶,无法拉回来,则说明囊口裂得太远,已经裂至赤道附近甚至到达赤道下方。此时不可盲目硬拽,否则可能使裂口跨越后

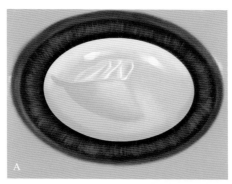

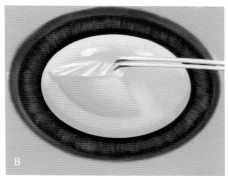
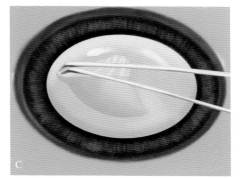

图 8-3-1　救囊操作

囊造成后囊破裂。应放弃回拉动作,转向另一个方向重新撕囊,可用囊膜剪从起囊的另一个方向剪囊制造裂口,然后撕囊镊反方向撕囊。但此时囊口已经不连续了,后续的 Phaco 操作要小心应对。

回拉救囊的动作,要求支撑稳定、观察敏锐、抓囊动作准确,其实就是对"撕囊"一章中讲的所有基本功有较高要求。初学者在头几十例撕囊操作中会感觉救囊有相当的困难,会遇到心里慌张、看不清、抓不住的问题,但在基本操作掌握并熟练之后,一般在 50~100 例时会发生质变,掌握救囊的技巧,这是撕囊技术全面掌握的标志。

如果撕囊不连续,后续操作要特别小心,很多幅度较大的动作要严格控制。夹持劈核操作中,双钩分离的距离需要比正常情况小,以交错分离为主。尤其在囊口裂开的区域更要小心,例如,囊口于 5 点位裂向周边,那么在 6 点位劈核分离的动作要很小,在 12 点位可以大一些。进行超乳拦截劈核操作也是同样,分离动作要小,避免进一步扩张囊口,使囊口裂向赤道。对囊口不连续的情况,应该主动将核吸出囊口在前房超声,减少对囊袋的牵拉,此时内皮的轻度损伤是可以接受的。

不连续的前囊口很可能无法有效支撑 IOL,相当于失去了一重保险,后面的 Phaco 操作不容出现任何差错,一旦后囊破裂就无法植入 IOL,只能悬吊了。所以,为了患者的手术安全,在最初接触手术的阶段,Phaco 操作还尚不熟练的时候,如果撕囊不成功应该主动寻求上级医生帮助。一般有 30~50 例左右的 Phaco 经验时,手脚配合达到一定的默契,意识和动作基本掌握,就可以尝试自救了。

第四节　后囊并发症

关于白内障手术有一个非常形象的比喻:在玻璃板(4μm 厚度的后囊膜)上,用冲击钻(Phaco)和吸尘器(I/A)拆除一栋房屋(晶状体),要拆除干净但玻璃板不能破,因为玻璃板下方就是万丈深渊(玻璃体)。

后囊膜是分隔水液和玻璃体的重要结构,由于玻璃体的物理性质与水完全不同,不能被 Phaco 吸引和粉碎,会阻塞针孔导致负压失效,破坏 Phaco 赖以工作的流体力学环境,加之玻璃体难以辨认,更增加了处理难度。可以说后囊完好和后囊破裂的白内障手术,手术难度完全是天壤之别。从学习的角度讲,后囊破裂的处理技巧对每一项手术基本功都有更加精准的要求,需要循序渐进的学习和掌握。

后囊膜破裂是白内障手术中严重的术中并发症,发生频率并不低,后囊破裂发生率是反映一名医生手术水准的重要指标,而后囊破裂后处理或者说救场的能力,是区别一般高手和顶级高手的标志。

一、预防

影响后囊破裂的因素比较多。前面讲过,撕囊时囊口不连续,向外裂开,可能随 Phaco 过程中核块摆动进一步牵拉,加重裂向赤道甚至后囊。此时需要比较熟练的 Phaco 技巧,确保 Phaco 过程中核块不会大幅度地摆动,尽快拖出囊口高效地吸除。

此外,劈核的能力也明显影响后囊破裂的发生率。预劈核技术将晶状体核分离为彻底的两块或者多块,小刀前囊抛光操作促进核的游离,水分离将软核顶出囊口,都可以使 Phaco 的难度下降,避免成碗,后囊破裂的发生率自然就会降低。

除此之外,Phaco 的意识也很重要,严格遵循将核拖出囊口、保持囊口平面超声、不将超乳针头插入囊袋内、在前囊口龙卷风撕除皮质壳等意识和动作,就不会主动地吸破后囊。

I/A 阶段用前端有弯折的 I/A 针头,吸引孔朝侧不朝下,龙卷风动作处理切口下皮质等意识和动作可以减低后囊破裂的风险。

IOL 调位过程中,I/A 针孔始终保持朝上、正压 I/A 后囊抛光等意识和动作,是后囊安全的保障。

这些意识和动作,在动物眼练习中,要主动地记忆和模拟,形成肌肉记忆,做好充分的准备,白内障手术的初学阶段就能够非常快速和平稳地度过。

除上述所述的意识和操作可以避免主动损伤后囊膜以外,后囊破裂还有一类重要的原因,是被动和突然的,那就是术中突然发生的前房变浅。因为超乳针头等器械在眼内只有几毫米深的操作空间,突然的后囊膜前涌,医生可能反应不及而误伤后囊,白内障手术高手们的后囊破裂通常都与此因素有关。

二、术中浅前房

术中突然浅前房的原因是每一位白内障医生都应该烂熟于心的。术者要有一定的预判能力,并且在前房变浅发生时,能够迅速地判断原因并加以纠正。

前房变浅,原因就是在某一时间灌注进水<出水,这无外乎三方面因素:①进水少了;②出水多了;③眼内压力增加。下面进行逐一分析:

视频 8-4-1

1. **浪涌** 在"超声乳化"一章中,笔者详细地分析了浪涌的原因。管道老化、参数设置有误、瓶高过低等因素都是浪涌的常见原因,前房忽深忽浅(视频 8-4-1)。浪涌一般在 Phaco 过程中会有体现,如发现前房不稳定,应及时调整,可降低负压和流量,升高灌注瓶,以及检查其他导致前房不稳定的原因。

吸最后一块核时的浪涌最为危险,后囊前涌将没有核块阻隔而直面针头。所以初学者吸除最后一块核时,应该注意点踩,为自己赢得反应时间。

2. **灌注瓶亏水** 灌注瓶里的水流空了,会发生瞬间前房消失,如果此时超乳针头处于 Ⅱ 挡以上正在负压吸引,还会发生角膜皱缩而非常危险(图 8-4-1)。通常,观察灌注瓶水位应该是巡回护士的工作,但难免有疏忽之时。初学者应该养成每台手术开始前自己看一眼灌注水位的习惯,尤其是手术比较慢、用水量比较大的阶段,自己对于水量要做到心里有数。

灌注瓶完全流空之前,有一个阶段是输血管内还有点儿水,此时水压已经很低了,这时术者应该已经可以感受到前房有些不稳定了,会忽深忽浅,这是重要的预警信号。

一些立式的超乳机如 AlconInfinity,带有亏水报警,当灌注瓶放空时,负压和超声会全部暂停工作,有效保护后囊。而台式小超乳机如小白星、傲帝等超乳机,不带有该功能,就需要术者和巡回多加注意。如果巡回护士经验较少,可以购买一个静脉输液报警器(图 8-4-2),也能够有所帮助。

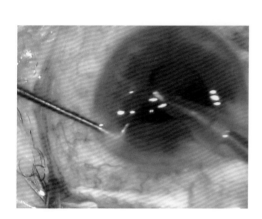

图 8-4-1　突然前房消失角膜皱缩

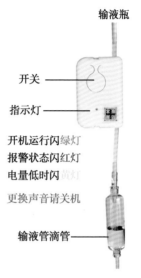

输液瓶

开关

指示灯

开机运行闪绿灯
报警状态闪红灯
电量低时闪黄灯

更换声音请关机

输液管滴管

图 8-4-2　输液报警器

3. **管道松脱**　超乳手柄和 I/A 手柄的后端接有注水管和吸水管,当管道没有旋紧时,注水管可能发生滑脱,导致前房瞬间消失。因情况发生比较突然,来不及反应,相当危险(视频 8-4-2)。

视频 8-4-2

但管道松脱之前往往是有先兆的。在完全滑脱之前会先有松动(图 8-4-3),当手术中突然感觉右手手背发凉有水流过的时候,就要马上警觉是否有管道松脱,脚踏回到 I 挡,右手不动、左手到手柄尾部去固定一下即可避免完全滑脱。

I/A 操作中,因为有龙卷风的动作要求,手柄拧转动作较多,管道滑脱的概率比 Phaco 阶段高,尤其要注意把管道用力接紧。

4. **管道夹持**　超乳手柄尾部的注水管道形成锐利的弯折,导致突然失去灌注(图 8-4-4)。多见于双台跳台手术时,一台超乳机位于术者左手边,注水管道可能形成弯折。助手整理手术台面时,不要把管道拉得太紧,术者要让管道在左臂上方跨越,注意留出管着弯折的余量。

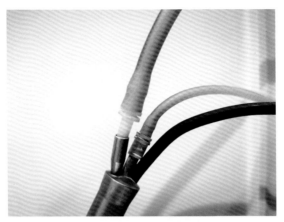

图 8-4-3 注水管松动

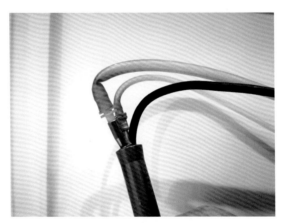

图 8-4-4 管道锐角弯折

袖套扭曲造成的灌注减少(图 8-4-5),也可算作管道夹持的范畴,也要留意。

5. **误用输液器连接灌注** 在需要自备一次性管道用于连接灌注瓶和超乳机的时候,要注意必须使用输血器而不可用输液器。输液器管径细,且带有过滤装置,供水量不足,前房会不稳定,会忽深忽浅以及发生浪涌。在使用一次性管道套包时不存在该问题。

视频 8-4-3

6. **管道有气** 常发生于刚刚亏水换过新的灌注液之后,管道里还存有一定的气体,气体的流动性远超于水,前房会骤深骤浅,稍不注意就可能损伤后囊(视频 8-4-3)。

发生亏水时,换新的灌注液之后不要马上手术,应该Ⅰ挡放水,观察管内没有气柱了再开始手术。

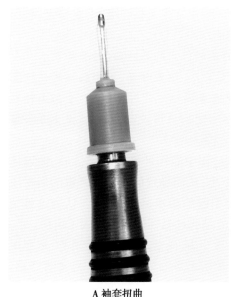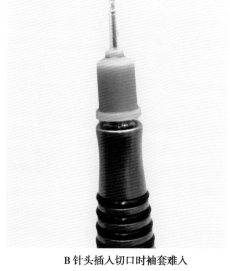

A 袖套扭曲　　　　　　　　　　　　B 针头插入切口时袖套难入

图 8-4-5　袖套扭曲

7. **套帽漏水**　套帽破裂漏水，分流灌注，前房会不稳定，应该立即更换袖套或升高灌注瓶代偿（视频 8-4-4）。

视频 8-4-4

8. **切口与袖套不匹配**　例如 3.0mm 切口，用 2.2mm 的超乳针头和袖套，袖套不能完全封闭切口，漏水过多导致前房不稳定。相反，2.4mm 切口用 2.7mm 袖套也不好，袖套过大，勉强插入切口后会发生卷曲，不仅增加出水，还减少入水，一正一负之间，相比大切口小袖套前房稳定性更差。

9. **超乳针头后退过多**　初学阶段容易发生这个错误，超乳针头突出于袖套过多，针头后撤时没有注意到两侧出水孔撤至切口板层之间，注水受限，如果正踩至深Ⅱ挡，可能供水不足前房变浅。

10. **患者疼痛挤眼**　患者术中突然疼痛挤眼，眶压升高是前房变浅的重要原因。白内障手术中要重视每一个可能引起患者疼痛和紧张的因素，例如夹持结膜或者巩膜、剪开或者撕开结膜、针头吸住虹膜、劈核时核块摆动过大碰触睫状体等动作都会引起患者疼痛，应尽量避免。此外，要注意照顾患者的紧张心理，高度近视患者针头插入前房的瞬间也会有突然的胀痛，在针头插入前，应该提前告知患者以免其担心发生了手术意外。手术过程不顺利，例如突然亏水、助手犯错或者设备故障等，切不可训斥巡回护士和助手，注意不要说"刀太钝""机器有问题""晶状体坏了"等容易引起患者误会的话语。患者配合不好应耐心引导和鼓励，不可训斥患者。

患者过于紧张时,可嘱患者不要屏气,应正常张大嘴呼吸,不要挤眼,有利于缓解患者疼痛和挤眼造成的前房不稳定。

在最后水密切口的步骤,如果使用的是回弹式的开睑器,因开睑器本身有一定弹性,患者使劲挤眼时,可能引起眼裂变小、眶压升高,上睑的铁箍压迫主切口,频繁发生浅前房,给最后水密切口造成困难。此时,可以单手向上抬起开睑器使金属部分离开眼球,另一手注水密闭切口形成前房,然后撤出开睑器即可。

11. 房水迷流　房水迷流是指手术过程中灌注液进入玻璃体腔,玻璃体形成单向瓣膜封闭了通道,导致水只进不出,从而导致的顽固而严重的后房压力持续升高。虽然文献中有后囊膜破裂引起的房水迷流,但笔者认为这种情况非常罕见,绝大多数的房水迷流,灌注液是通过悬韧带间隙进入了后房。

(1)*房水迷流的临床表现:突发性眼压升高、浅前房甚至前房消失、虹膜脱出;通过升高灌注瓶高度、注入黏弹剂等方法无法维持前房深度;患者有胀感,但无突然而剧烈的疼痛、烦躁等症状,未见后节脉络膜隆起等异常。*

房水迷流可由错误的水分离操作、水针误插入囊袋外注水而引发,也有可能是手术中灌注压较高引起。患者本身悬韧带不良是重要的危险因素。但还有一个原因是手术过程中没能做到原位劈核,核块摆动牵拉了悬韧带,逐渐为房水迷流的发生创造了条件,这也解释了为何多数的房水迷流发生在 Phaco 快要结束的手术末期。房水迷流并不完全是概率性的并发症,其与手术者的操作技巧密切相关。严格做到原位劈核,手术中尽量不要水平方向推动整体核块,减少悬韧带牵拉,可以有效地避免该并发症的发生。

(2)*房水迷流的处理:*一定要及时发现,与暴发性出血鉴别。确定房水迷流后,应暂停手术,盲目操作极易损伤后囊。如果术者有青光眼或玻璃体切除手术经验,抽水囊或切割部分玻璃体是可行的解决方案。但如果处理经验不足,抽水囊并不是容易的事情,因为缺乏导航,不一定能准确地找到水囊位置。盲目操作可能引起玻璃体积血、视网膜骚扰等后节并发症,反而会陷入绝境。如果没有处理把握,缝合密闭切口,暂停手术也是可选择的方案。予患者甘露醇、醋甲唑胺等降眼压处理,数小时或第二天观察前房,如果前房恢复再继续手术也可以得到较好的预后。如眼压仍高,前房不能恢复,应及时帮助转诊或求助后节医生。

三、后囊破裂的处理

后囊是阻隔玻璃体的重要结构,由于玻璃体不能被 Phaco 吸引和粉碎,会阻塞针孔导致负压失效,破坏 Phaco 赖以工作的流体力学环境。所以,一旦玻璃体疝出至前房甚至切口,将给手术处理带来巨大的麻烦。后囊破裂的处理,是白内障医生普遍关心的话题,也是笔者在教学过程中被询问最多的内容。

后囊破裂的处理技巧对每一项基本功都有更加精准的要求。对于初学者来说,的确具有非常大的难度。笔者在本书中作了漫长的铺垫,在这一章进行这部分内容的讲解,正是因为高超的处理技巧不是一蹴而就的,需要有扎实的基础。高超的处理技巧也不是远在天边的空中楼阁,只要把各个步骤的基本操作掌握到位,再辅以正确的处理逻辑和理念,后囊破裂的处理就可以水到渠成。

后囊破裂的处理,基本上 IOL 成功植入、位置稳定、瞳孔圆就可以认为处理成功,但从患者感受和预后的角度评价,可以分为如下几个境界(以 >4mm 的后囊破裂为例):

- 初级境界:需要前玻切,处理时长 15 分钟以上,因黏弹剂吸除不净,术后可能眼压高、虹膜反应重,甚至瞳孔变形,患者能感受到术中发生了意外,术后视力恢复慢或者恢复差。
- 中级境界:经常用前玻切,处理时长 <10 分钟,因黏弹剂残留,术后可能眼压高,患者可能感受到术中发生意外,术后眼部充血明显,视力恢复稍慢。
- 高级境界:偶尔用前玻切,大部分情况囊膜剪即可,处理时长 <5 分钟,无黏弹剂残留,术后眼压正常,患者无明显感知,术后眼部轻微充血,角膜水肿较轻。
- 顶级境界:从不用前玻切,部分情况下囊膜剪都不用,处理时长 <5 分钟,无黏弹剂残留,术后眼压正常,患者无明显感知。

看到这里,读者可能感觉有些不可思议,处理后囊破裂从不用前玻切?存在这种可能吗?其实,技巧并不难,只是手术理念的突破而已,这是本书独特之处,也是笔者白内障手术技巧的精髓所在。笔者将进行详细的讲解,相信很多医生都能够掌握。

学习后囊破裂的快速处理,需要先掌握几项前置技能:

- 角膜切口水密性好;
- I/A 针头控制 IOL 位置熟练准确;
- 熟练掌握免黏弹剂植入 IOL 技术。

第一、二项本就是白内障手术的基本要求,都不难掌握,它们也是第三项的前置技能。把第一、二项基本功练好了,就可以练第三项技能。第三项技术练好了,处理后囊破裂就轻松了。要想达到顶级境界,需要循序渐进的训练。

除上述基本功之外,还需要掌握用压力和水流控制玻璃体的意识。

不同的后囊破裂时机、破裂大小、残余核块和皮质的多少,其处理方法是大不相同的。在按照不同的时机分别讲解处理方法之前,笔者先讲解一些通用的原则。

(一) 后囊破裂的及时发现

后囊破裂开放了玻璃体与前房之间的通道,也打开了晶状体核块下沉至玻璃体腔的通道。但后囊破裂并不意味着玻璃体马上就会进入前房,也不意味着晶状体核立即就会沉入玻璃体腔。破裂口不大的时候,足以继续支撑核块,玻璃体具有一定的黏稠度,可以一段时间内托举支撑晶状体核以及皮质壳,晶状体核与囊膜也有一定的黏性,有时候还可以用左手钩伸入核块内或其下方进行托举。所以,后囊破裂只要发现及时,处理快速得当,是可以正常完成 Phaco 手术的,不必转为 ECCE 娩核。

能够在后囊破裂的第一时间及时发现对于处理预后是至关重要的。如果破裂时没有发现,还在进行 Phaco 的操作,那么破裂口就可能继续增大,玻璃体会被大量的吸引搅动以及液化,失去支撑,增加核块下沉的可能,如果玻璃体占满前房,挡在核块上方,后期核块的处理难度将会非常困难,扰动视网膜的可能性也会大增。

对于初学者来说,及时发现后囊破裂是一个重要的学习目标,后囊破裂比较早的时候,不一定能够直接观察到破裂孔,但常有以下几种征象。

1. 核块不跟随,负压吸不住　这是后囊破裂已经引起玻璃体扰动的表现,代表玻璃体已经大量进入前房,是严重滞后的,不能作为及时判断后囊破裂的指标。除了后囊破裂,无负压更多见于超乳管道漏气、针头堵塞等情况,需要进行鉴别。

视频 8-4-5

2. 前房整体突然加深　前房突然加深是后囊破裂或者破裂口由小变大的标志性现象,术中要注意捕捉此现象,一旦发生前房突然加深,脚踏应立即回到Ⅰ挡或撤出器械,进行观察确认。建议初学者反复观看这个视频多次(视频 8-4-5),培养对于前房突然加深的敏感性,第一时间发现后囊破裂。视频中一共有三次前房突然加深的现象,其实给了术者至少两次辨认停手的机会。第一次非常隐蔽,需要有经验的敏感的术者方可察觉。第二次有些明显了,到此时后囊破裂口还不是特别大,还有挽救的机会。第三次特别明显,但此时破裂口已经撑大了,核整体下沉,已无回天之力。

但后囊破裂位于比较周边时,不一定会出现前房突然加深的表现,预警后囊破裂不能完全依赖它。还有一种预警方式叫意识预警,对于学习阶段的医生来说,意识预警更加重要。

所谓意识预警,就是突然发生了前房变浅后囊前涌,或者突然做出了不应该做的动作,就需要马上回Ⅰ挡,仔细观察前房深度,判断后囊是否损伤。

前房突然变浅或消失时,后囊前涌,可能被针头损伤,所以要立即检查后囊,同时检查前房变浅的原因。

不应该做的动作,主要是指超乳针头不小心插入囊内的动作。我们在第二章强调过初学阶段正确的超乳逻辑,除了Phaco初期有厚实核块保护后囊的时候可以将超乳针头插入囊袋里,其他时间都不应再做这个动作。尤其是遭遇碗形壳时,要依靠左手转核、钩核等动作,耐心处理,超乳针头应该保持在囊口位置,吸引前囊下的碗边(图 8-4-6A),而不应插入囊内直接吸引碗壳(图 8-4-6B)(视频 8-4-6)。

视频 8-4-6

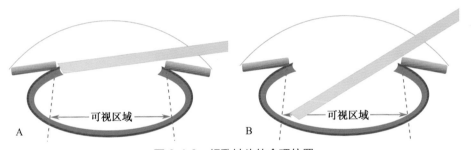

图 8-4-6　超乳针头的合理位置

（二）IOL 植入位置

关于 IOL 植入位置的选择,可遵循下列原则,该原则适用于各种情况下的后囊破裂,后文不再重复。

当后囊的破裂口 <4mm 或破裂位置在偏上方时,应努力将 IOL 植入囊袋内,植入囊袋内有两项优势:

1. 晶状体与前囊口形成弯曲路径,可以帮助阻隔玻璃体,减少玻璃体疝出的机会(图 8-4-7A)。而植入睫状沟时,玻璃体可以径直通向切口,容易疝出和推动 IOL 移位(图 8-4-7B)。术中缩瞳也有类似的作用。

2. 患者术后视力好,不会近视漂移。

当后囊破裂口 >4mm 或破裂位置在偏下方 4 点 ~8 点位时,不要勉强植入囊袋内,睫状沟是更稳妥的选择。有条件的情况下,应该适当降低 IOL 度数(减 1~1.5D)以减少术后近视漂移。

当然,医生可以根据自己的技术条件适当调整策略,后囊破裂时全部选择睫状沟植入也是可以的。还可以采用光学部夹持的方法,将襻置于睫状沟,光学区压至前囊下,可以根据术中条件适当调整。

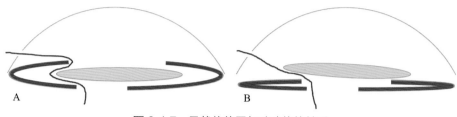

图 8-4-7　晶状体位置与玻璃体的关系

(三) 控制玻璃体的原则

后囊破裂开放了玻璃体与前房之间的通道,但后囊破裂本身并不会直接引起玻璃体疝出,真正的原因是玻璃体被负压吸引,才使其从后房通过破裂孔涌至前房。玻璃体涌出会继续撑大破裂的囊口,形成一个恶性循环。这个基本原理在后囊破裂的处理中非常关键,我们所有的处理逻辑都是围绕着这个原理进行。

玻璃体所能感受到的负压有两种形式:被动的负压和主动的负压。

视频 8-4-7

被动的负压就是主切口不密闭。当超乳手柄或者 I/A 手柄从切口快速撤出时,如果切口立即关闭,那么玻璃体就会保持稳定,后面按照正确步骤简单处理,手术就可以结束了。但如果相反,好不容易处理掉大部分疝出的玻璃体,把 IOL 位置摆正,撤出器械后,前房却维持不住,切口漏水玻璃体又跟随房水流出,嵌顿于切口,将 IOL 推歪,那么前期的工作就白费了(视频 8-4-7)。如角膜注水仍无法密闭,则需要进行缝合。所以,笔者一再强调切口质量的重要性,切口的制作值得多花一点儿时间,严格按照标准动作执行。如遇切口质量不高或儿童角膜质软等情况,角膜注水仍无法密闭,则需要进行缝合。

主动的负压来自超乳针头或 I/A 针头的负压吸引。常规手术时,Phaco 阶段,大部分时间脚踏是在 Ⅱ 挡与 Ⅲ 挡之间进行切换的,I/A 阶段,为了控制眼压不要太高,笔者也主张吸引孔朝上,大多数时间在 Ⅱ 挡操作。相应章节已经进行了详细讲解。但在后囊破裂时,情况则有不同,多数时间应踩在 Ⅰ 挡,要严格控制,精准使用 Ⅱ/ Ⅲ 挡负压,负压使用有明确的目的,手脚配合要十分准确。

当有残留核块或者皮质需要吸除时,Ⅱ 挡是必须用的,但绝不能随便踩 Ⅱ 挡,否则还没等吸住目标皮质或者核块,玻璃体就会先涌至吸引孔并造成阻塞,而且撑大后囊破裂孔。如果操作不当玻璃体大量涌入前房,挡在核块上方,后续处理将非常困难。正确的操作是,使用超乳针头,Ⅰ挡入前房后直接进入目标核块/皮质中,使前端吸引孔与其充分接触,然后再踩Ⅱ挡或Ⅲ挡。这样操作玻璃体会较少地被吸引入针头之中,吸住核块后深Ⅲ挡尽快乳化吸除目标核块(视频8-4-8)。随核块被吸除,及时抬脚回挡,控制精妙之后,玻璃体仅有极少量被吸引,可以用左手钩拨开针头处玻璃体,针头可以继续寻找下一个目标核块。也有可能会有较多玻璃体卡在吸引孔,左手钩拨不开,可Ⅰ挡撤出超乳针头,使玻璃体与超乳针头脱离。此时嵌顿于切口的玻璃体暂不处理,再次重复上述动作,Ⅰ挡入前房,吸除下一个目标核块/皮质。I/A操作原理与之相同,在只剩下质软皮质时,改用I/A,Ⅰ挡进入,将吸引孔对准目标皮质,深Ⅱ挡吸除。质软皮质,即使在玻璃体干扰下,也可以成片被吸除掉(视频8-4-9)。如果玻璃体将针头堵死,撤出主切口再重复上述动作(视频8-4-10)。这种目的明确、负压使用精准的操作,只扰动较少的玻璃体,引起视网膜骚扰的风险很小。

视频8-4-8

视频8-4-9

视频8-4-10

除了核和皮质,黏弹剂的吸除也需要使用负压。但前者容易辨认,只要按照规范动作进行即可,即使有玻璃体干扰,使用Phaco或者I/A吸除也并不困难。而黏弹剂的吸除才是真正的麻烦。黏弹剂无形无色,还与玻璃体纠缠在一起,尤其是有医生主张用黏弹剂压制玻璃体,还有医生主张进行撕后囊的操作,都需要填充大量黏弹剂。填充容易但很难吸出,只能使用玻切,大量增加手术时间,患者往往会感到出现意外,增加了术后不满。

也有医生主张填充至IOL下方的黏弹剂不予吸除,但这显然是无奈之举,术后持续性高眼压的风险是患者不可承受之重。

所以,笔者推荐学习免黏弹剂IOL植入技术。手术各步基本功达标后,这项并不难掌握的技术可以在面临后囊破裂的意外时,发挥巨大的优势,大大缩短后囊破裂处理的时间,真正实现患者术中、术后无感知的顶级境界。

(四)后囊破裂处理成功的标准

后囊破裂的处理满足以下四个标志,就可以安心结束手术:

1. 没有核块和大片皮质残留　避免术后皮质过敏性虹膜炎、继发性青光眼以及黄斑水肿。如果实在清除困难,允许面积小于3mm×2mm的周边皮质残留。术后密切观察,予以抗炎降眼压治疗。

2. **前房没有大量黏弹剂残留** 包括 IOL 后和玻璃体腔内都不应有大量黏弹剂残留。

3. **IOL 位置居中、稳定** I/A 针头插入前房,I 挡时(可适当降低瓶高)晶状体位置居中稳定。

4. **切口处没有玻璃体** 通常用气泡验证,手术结束前,前房注气,气泡不需要太大,边缘覆盖主切口内口即可。如果气泡保持圆形且活动性好,则说明切口无玻璃体嵌顿。验证后,气泡可保留,或者从侧切口抽/放出少许以避免瞳孔阻滞。

这四项标准,第一条可直视观察,第二条依靠免黏弹剂 IOL 植入技术很容易实现,第三条在 I/A 撤出前进行观察确认。唯有第四条是直视无法直接确认的,为了验证切口是否没有玻璃体嵌顿,有一系列标准动作。

降低灌注瓶高度,用 I/A 将 IOL 调整到位,确认 IOL 位置稳定居中后,快撤 I/A,此时切口维持密闭,如需加强切口水密和加深前房,切记只在切口外侧注水,不能用针尖撑开内口,不给切口重新开放的机会。这样,玻璃体没有机会再次疝出,破裂口也不会扩大,IOL 位置也能保持稳定。

(五) 检验切口内有无玻璃体嵌顿

IOL 位置摆不正,总向下方歪斜,通常说明有较多玻璃体嵌顿于切口。用棉棒擦拭切口可卷起玻璃体丝,是明确的玻璃体疝出征象,有时擦拭切口虽看不到明显的玻璃体,但可以观察到虹膜或 IOL 被玻璃体丝拉动,也是有玻璃体疝出的表现,可以进行切口外玻璃体的剪除。

棉棒擦拭切口,拉起玻璃体用囊膜剪紧贴角膜外口剪除,重复几次,将脱出角膜外口的玻璃体尽量剪除干净。此时玻璃体尚未处理完全,棉棒擦拭虽然看不到玻璃体丝,但其仍嵌顿于切口层间。需要以更加准确的方式检验玻璃体的嵌顿,有两种方式:

1. **缩瞳** 如果 IOL 植入囊袋内,可以不用缩瞳。如果 IOL 植入睫状沟,缩瞳可以避免 IOL 虹膜嵌顿,同时检查玻璃体情况,是推荐的步骤。侧切口注入缩瞳剂(卡巴胆碱),缩瞳剂可以直接推注原液,也可以稀释 3~5 倍。待瞳孔缩小后观察瞳孔直径,瞳孔缩小后如果保持圆形,说明玻璃体没有疝出,如主切口或者侧切口方向形成尖形切迹,则说明切口有玻璃体嵌顿。

缩瞳剂原液注射起效较快,但最好能用 I/A 冲洗前房将其置换出来,否则当晚患者会感到眼痛。冲洗缩瞳剂可以在瞳孔缩小后,I/A 吸引孔冲上 I 挡插入切口,短时间 II 挡(2 秒左右)完成冲洗,然后撤出 I/A,进行前房注气。

2. **前房注气** 通过侧切口注气,气泡边缘覆盖主切口内口,观察气泡是否圆形。如是圆形,说明切口无玻璃体,还可以使眼球下转使气泡完全淹没切口进一步确认。如果气泡形状在切口处有凹陷,则说明玻璃体有嵌顿。

　　缩瞳和前房注气可以联合进行,先缩瞳,再注气。当处理经验丰富、有一定的能力和自信之后,也可以只做注气,减少缩瞳操作。缩瞳会使患者当晚眼部不适,小部分敏感的患者可有明显眼痛,缩瞳药的使用频率也是体现术者技术水准的指标之一。

　　(六) 处理玻璃体嵌顿操作要点

　　如果确认有玻璃体,棉棒擦拭切口,卷起玻璃体用囊膜剪紧贴角膜外口剪除。重复几次将脱出角膜外口的玻璃体剪除干净。然后处理嵌顿于切口层间的玻璃体,用 L 形晶状体调位钩通过侧切口插入前房,横行走向主切口,在主切口下方绕一圈,使切口内的玻璃体丝回到前房(视频 8-4-11)。还可以用调位钩抵住 IOL 光学区轻轻向切口方向推动,有助于玻璃体丝缩回后房。此处残留少量丝状玻璃体漂浮于前房是可以接受的,并不会引起内皮损伤。大部分情况下,手术后随着瞳孔缩小,玻璃体丝被盖到虹膜下,不会有任何影响。

　　此处有一个小的操作难点:L 形调位钩插入侧切口时,钩体可以堵住侧切口,前房水不会很快流出,前房可以维持深度,但调位钩的动作需要准确快速(视频 8-4-12)。而更多的时候,这个操作是在前房填充了一个大气泡的情况下进行的(检验玻璃体),在“切口”一章,笔者强调侧切口尺寸是 1mm(15° 刀进1/2 侧刃),便是为了满足此操作的要求,调位钩插入侧切口进行操作时,前房可仍然保持充盈。当然操作时要注意不能下压切口(视频 8-4-13)。

视频 8-4-11　　　　　视频 8-4-12　　　　　视频 8-4-13

　　这个动作完成后,可以看到气泡变圆或者瞳孔尖角切迹消失,主切口就处理完毕了,后面不要再碰主切口。

　　以上所述就是破后囊处理中的套路动作。免黏弹剂 IOL植入、I/A 调位完成后,执行这一套路即可很快结束手术:加强水密—剪切口外玻璃体—缩瞳、注气—调位钩拨开切口内玻璃体(视频 8-4-14)。

视频 8-4-14

　　有时,在破裂孔很大或处理不当时,主切口和侧切口都可能有玻璃体嵌顿,这时要以处理主切口玻璃体为主,要确保主切口无嵌顿。然后用棉棒擦拭侧切口,查看插入侧切口的操作有没有带出少量玻璃体,如有,剪除,然后用水针对着侧切口吹水,可把玻璃体丝冲回前房。

如果后囊破裂在 3 点位、侧切口附近,玻璃体距离主切口较远,主要嵌顿于侧切口,那么两个切口动作互换即可,右手钩玻璃体的器械改为 I/A 针头或带高压水的水针,处理原则是相同的。

术后复查时,偶尔可能看到细条状玻璃体丝连在主切口或侧切口上,说明处理不够完全,但只是少量丝状玻璃体残留,瞳孔居中,但有一个很小的切迹。这种情况不需要特殊处理,患者也无明显感受,必要时可以等玻璃体丝机化后进行 YAG 激光。

（七）各种后囊破裂的处理细则

除通用原则以外,在不同的破裂时机,产生的危害和处理方式是不同的。通常越早破裂越难处理。下面,笔者分别就不同情况下的后囊破裂讲解操作要点。

1. **后囊破裂时,没有明显皮质残留** 如果是在 I/A 末期或者更靠后的阶段发生后囊破裂,此时皮质已经大部分吸净,无明显残留。这种情况处理起来基本不需要 II 挡负压,玻璃体没有机会疝出,处理很简单。

采用免黏弹剂 IOL 植入技术,I/A 调位,动作幅度要小而准确,全程 I 挡吸引孔朝上。然后吸引孔朝上在前房内快踩 II 挡 1 秒,将推注腔中随 IOL 进入前房的少量黏弹剂吸除即可,撤出 I/A。下面进行玻璃体的检验和处理,见前文的讲解。

2. **后囊破裂时,有部分核和皮质残留** 在 Phaco 中后期破囊时,要注意保护核块不要下沉,可用左手钩轻托核块,最重要的是 Phaco 动作要准确果断,I 挡抵住核后很快转为深 III 挡,此时不要节省能量,应追求快速乳化吸除。如核较大需要劈核,不必彻底劈为两半,而使其"藕断丝连",可以避免吸一块核时另一块核被冲开。此阶段的处理需要比较熟练的 Phaco 操作基本功。

在操作不熟练的阶段,可能在将核吸除的过程中吸引和骚扰玻璃体,使后囊破裂口扩大,也不必担心。虽然失去囊袋内植入 IOL 的机会,但这是可接受的,只要前囊口完好即可,这个阶段最重要的核心是不要让大核块下沉。软核下沉的可能性不大,如果转为娩核操作,比硬核困难得多,所以软核建议使用 Phaco 吸除。硬核有一定下沉风险,如果核很硬,破囊时还有较大核块,可以扩大角膜切口进行娩核操作,硬核的娩核操作比较容易,但要注意保护前囊口。

核块吸除干净后,需要将皮质进行吸除,切不可留下一圈皮质壳,皮质壳与囊口有粘连,下沉的可能性小。一般成形的皮质壳可继续用 Phaco 吸除,Phaco 针头粗,不容易被玻璃体完全阻塞,吸除皮质壳的效率高。剩下一圈薄软的皮质时,可以更换为 I/A 进行吸除。皮质应尽可能吸除干净,避免术后过敏性葡萄膜炎以及顽固性高眼压。

吸除完毕后，免黏弹剂 IOL 植入，I/A 调位，剪切口外玻璃体，缩瞳、注气，调位钩拨开切口内玻璃体，后面按照套路动作进行即可。视频 8-4-15 示例了一例常见的软核 Phaco 阶段后囊破裂的处理，可供参考。

3. **切口水密性差的处理**　主切口制作失误，或者儿童患者等角膜水密性差时，需要进行角膜缝合。缝合时机为 IOL 用 I/A 调位结束、黏弹剂吸除后。I/A 撤出时前房会塌陷，此时进行切口缝合，缝合后，不能再使用 I/A，改为水针从侧切口插入，注水并摆正 IOL 位置。后续操作同前述。视频 8-4-16 所示是一例先天性白内障，Toric 散光晶状体，因袖套与角膜切口尺寸不合而导致后囊破裂，角膜切口不能密闭，还需要调整散光轴，是相对复杂的病例。手术集合了之前讲述的很多技巧，最终实现无玻切、无缩瞳、囊袋内植入、散光轴调整到位。视频 8-4-17 展示了一例 5 点位 3mm×5mm 后囊破裂的处理过程，合理的玻璃体压制和准确的动作，不用玻切和囊膜剪，即顺利完成手术。

视频 8-4-15　　　　　视频 8-4-16　　　　　视频 8-4-17

至此，后囊破裂的处理就讲完了。实际手术中，情况往往是千变万化的。术者可以根据具体病情，结合上述处理逻辑随机应变，作出对患者最好的选择。

第五节　晶状体下沉

白内障术中发生的晶状体核或大块皮质下沉，堪称术者的梦魇。那种无助且沮丧的感受，相信每位成熟的白内障医生都曾体验过且刻骨铭心。其实在后节治疗手段发达的今天，晶状体下沉已经不再像从前那样可怕，正确的处理还是可以获得很好的预后。但医生在首次遭遇沉核的情况时，往往会处于一种心理崩溃、大脑一片空白的状态，紧张和不甘可能驱使其进行一些无效、错误的挽救操作，不仅没有产生帮助，反而引发一些次生损伤，造成视网膜脱离、玻璃体积血等。所以在手术学习阶段，我们就要做好迎接那一刻的理论和心理准备。

遇到晶状体核或皮质壳下沉时，首先考验的是心理素质。别光顾着下沉的核块而望核兴叹，此时应该把目光聚焦在还没下沉的部分，用左手钩钉或托的动作加强保护,加大能量尽快把还没下沉的核和皮质吸除,避免更多的下沉。

当完成前房大核块和皮质壳的吸除后,可以试行挽救下沉的核块。挽救下沉核块的动作并不是用超乳针头探到玻璃体腔去吸引,这个动作会吸引很多玻璃体挡在核块上方,有害无益。正确的操作是,快速撤出针头,此时前房充盈,然后用水针下压主切口,快速放出房水使前房塌陷。此时,后房的核或皮质壳有可能会随水流冲至前房。降低灌注瓶高度,可以请护士将灌注瓶取下,举到齐眉的高度,左手钩插入侧切口钉住冲上来的核/皮质,右手 Phaco Ⅰ挡进切口,快速吸除。这个动作对下沉的皮质壳经常奏效,对核块有时奏效,很硬的核,玻璃体液化严重的时候,核很快沉到眼底则很难起效。这个动作可以重复两次,无效便停,不要反复太多次,避免增加脉络膜出血风险。若此动作无效,可以剪除溢出的玻璃体,超乳针头插入后囊口破裂的位置,Ⅱ挡尝试吸引,看核块有没有随液流形成翻滚,偶有翻上来被吸住的可能。这个操作奏效可能性不大,但也是应尽的努力,但要注意尝试一两下即可,不成功就果断停止。不要一直吸不停,更不要把超乳针头插入眼内深处吸引而不肯放弃,这可能会造成严重的玻璃体骚扰和视网膜牵拉。

经过努力仍无法挽救,应果断停止挽救操作,把囊口的皮质尽量吸除干净,避免术后虹膜炎和高眼压,处理玻璃体,结束手术。有后节条件的可以直接进行后节手术,或者二期手术。

核块留在玻璃体腔,会继发葡萄膜炎、青光眼、黄斑水肿等并发症,持续时间长了会造成不可逆的视力下降,大部分情况下应该及时做玻切取出,手术时机为 1 周之内。但如果术中挽救操作过多、时间过长,术后往往有严重的角膜水肿,延误后节治疗的时机。所以,无论多么不甘心,挽救操作一定要适可而止。

如果是部分皮质壳落入玻璃体腔,可以继续按照后囊破裂的处理方案进行手术,植入人工晶状体,因为这种情况有很大的机会可以免除玻切之苦。皮质壳比水重,所以会下沉,但在玻璃体腔内浸泡几天之后,会变得松软色白,比重下降,会漂浮并遮挡在人工晶状体后。届时可以通过简单的手术将其取出。但应在一期手术后告知患者,近期会有明显的飞蚊症,过几天视力还会下降,需要再次进行一个小的手术操作。术后要密切观察眼压,积极降眼压治疗,待皮质壳上浮时,行放液手术。

视频 8-5-1

具体操作为,开放切口,翘起 IOL,其下方的白色皮质就会顺势流出,然后进行玻璃体嵌顿的处理套路即可(视频 8-5-1)。

第六节 悬韧带并发症

悬韧带断裂也是造成白内障手术失败、预后不佳的重要原因，可造成术中无法植入 IOL 或术后 IOL 位置不稳定。

术前明确诊断晶状体半脱位，脱离范围 >120° 的患者，在式式设计上已经与普通白内障手术不同。对部分患者，能够做到快速吸除，必要时辅助使用囊膜拉钩和张力环，可以进行常规白内障手术，但对手术者技术要求很高。大部分成人晶状体半脱位的手术，需要进行 IOL 悬吊的准备甚至做好后节手术的准备。

一部分患者自身即存在悬韧带松弛的危险因素，如闭角型青光眼、超高度近视、假性剥脱综合征、外伤等，通常术者在术前检查时可以发现异常，需要补充检查并与患者交代相关的手术风险。这种手术属于高风险手术，考验术者原位劈核等手术操作的意识，以及预判和避免意外损伤的能力，应该在手术较为熟练之后再承接此类手术。

劈核操作和 Phaco 操作中，要时刻关注晶状体的位置，注意劈核和超乳操作中保持核块原位，不可有过大的水平位移，减少悬韧带牵拉。如果夹持劈核过程中发现核块明显推移或者翻转，应及时停止，调整用力方向，或者退出重新下钩预劈。Phaco 不熟练时，遇到硬核可能因针头角度过平而发生核块整体随负压向切口下滑动的现象，应及时停止，复位重新进行 Phaco。

除劈核和 Phaco 阶段容易造成悬韧带牵拉以外，撕囊过小也容易造成悬韧带牵拉。初学阶段因为担心囊口裂开，往往容易撕出过小的囊口，如果囊口小于 4mm，后续 Phaco 操作难度很大，而且悬韧带也相对危险，应耐心扩囊再继续手术。

推注黏弹剂时，应确保针头装紧，并将示指按压在针头的接头位置。平时就应该养成习惯，以防针头突然弹射。软核手术时，针头弹射会损伤前囊，硬核手术时，发生针头弹射非常危险，可能造成晶状体震荡悬韧带断裂，直接导致手术失败。

第七节 后节并发症

一、暴发性出血

切口 ≤ 3mm 的白内障手术中，眼内压的波动相对平缓，相比 ECCE 以及囊内白内障摘除手术，暴发性出血的发生率明显降低，可以说是一种极为罕见的并发症。但一旦发生,后果的确是很严重的。

暴发性出血临床特征性的表现是术中患者突然剧烈的疼痛,可有烦躁,前房消失,可见玻璃体腔棕红色脉络膜隆起。如果确定发生了暴发性出血,应及时停止手术,缝合角膜切口,待出血停止后择日行二期手术治疗。以往暴发性出血多数以眼球萎缩为最终结局,近年来,随着后节治疗技术的进步,眼底医生对暴发性出血的治疗有了很大进步,相当一部分患者能够挽救部分视力。

二、视网膜脱离

视网膜脱离也是一种较为罕见的手术并发症,超高度近视等视网膜本身存在隐匿的病变是其危险因素。白内障手术操作时间过长、术中出现后囊破裂、处理过程中玻璃体骚扰过多等情况,会增加视网膜脱离的风险,一旦发生也需要后节手术治疗。

第八节 眼 内 炎

眼内炎是现代白内障手术最严重的并发症,其发生与多种因素有关,除了加强手术室无菌操作,患者因素和手术因素也是术者应该重视的。

一、患者因素

除了女性患者应避开经期手术、术前化验等检查不应有感染因素以外,对糖尿病和葡萄膜炎患者应予以重视。

目前通行的血糖指标为 ≤ 8mmol/L,更准确的指标是糖化血红蛋白 ≤ 8.5%。但有时,因患者情况不允许或其他原因,会突破该标准,医生可根据自己的手术技巧、手术时长等因素调整。如术前血糖偏高或不稳定,术后发生无菌性炎症的可能性增加,应密切观察。术毕可常规结膜下注射 2mg 地塞米松,术后可加用阿托品眼用凝胶 1 周以减少炎症风险。只要手术过程顺利、囊口大小合理,术后使用阿托品是安全的,不会引起晶状体光学部夹持。

有葡萄膜炎病史的患者,应待炎症静止 3~6 个月再行白内障手术,处理原则同高血糖。

二、贴膜和聚维酮碘

白内障手术前,通常使用碘伏或碘酒进行睑缘皮肤消毒,但因刺激性较强,无法完全满足结膜囊的消毒要求。文献表明,即使术前应用左氧氟沙星等抗生素滴眼液,并经过规范的皮肤消毒,睑缘细菌培养阳性率也相当高,结膜囊细菌培养也有一定的阳性率,置入开睑器后,可能从睑板腺中挤压出油脂,也有一定的带菌率[11]。联合应用无菌眼科手术贴膜和聚维酮碘溶液(PVP-I)可以明显减低睑缘及结膜囊的细菌培养阳性率。笔者手术中,对手术贴膜的重视程度超过皮肤消毒。好的手术贴膜,要求睑裂半睁开,将上睑缘睫毛排列为梳子状,贴膜完全包裹睑缘和睑板腺开口,并且将内外眦角之外的皮肤面贴敷紧密,尤其是鼻梁根部的皮肤,减少灌注液冲刷皮肤带菌回到结膜囊的机会。

贴膜很简单,是每个医生都会的操作,但也有一些细节值得关注,否则在一些配合不佳、高鼻梁或小睑裂的病例中,就可能达不到笔者要求的标准。笔者常用的贴膜为连带铺巾和集液袋的一次性贴膜,在大批量手术时优势明显,下面就此种贴膜讲解操作要点。

首先对折贴膜,取中,左手棉签捻动将上睑缘向上扒开,先用下半侧贴膜,只贴住下睑并向下带动下睑,然后向上卷动贴膜平铺把上睑贴住。这样,即使患者紧张挤眼也可以保持贴合时眼睛处于半睁开的状态,方便后面剪膜操作。贴膜不会损伤角膜上皮,不需要担心。

下一步为一手的拇指按压眼球部位的贴膜,另一手从鼻侧掀开,将贴膜鼻梁处掀开,因鼻梁处较高,此处会有一个空桥,拇指重新按压,将鼻梁旁边的皮肤贴实。这一步动作常被忽略(视频 8-8-1)。

轻按压贴膜,使所有皮肤面贴实,展开贴膜。剪膜之前,一手两指按压内外眦,另一手挑起贴膜划开睑裂区,注意剪膜与上睑缘应保留 5mm 以上的贴膜,方便置入开睑器时将上睑睑板腺开口完全兜住。此时如果眼裂半开,沿下睑缘划开贴膜即可,如果睑裂闭合紧密,则需要在下睑皮肤表面剪膜,注意勿损伤皮肤(视频 8-8-2)。

置入开睑器也需要正确的手法。直接置入容易误插入眼睑与贴膜之间,使排列整齐贴合良好的睫毛被打乱。建议采用一角划入的方式,确保其正确置入结膜囊,并且使贴膜将上睑缘包绕(视频 8-8-3)。

视频 8-8-1　　　　　视频 8-8-2　　　　　视频 8-8-3

在《我国白内障摘除手术后感染性眼内炎防治专家共识(2017 年)》中,聚维酮碘结膜囊消毒已从白内障摘除手术的预防措施提升为医疗标准[12],很多研究也都证明术前使用聚维酮碘消毒可有效减少结膜细菌浓度,减少术后眼内炎的风险[13]。结膜囊冲洗通常使用 5% 聚维酮碘(或 0.5% 有效碘),但浸泡持续时间尚未达成共识。不同医生浸泡方法存在差异。比较简单的流程为将5% 聚维酮碘置于眼药水瓶中,术前准备时,由巡回护士先滴 1 滴于结膜囊中,停留几分钟上台后冲洗即可。也可以用针管抽取聚维酮碘滴于结膜囊中,为避免角膜刺激减少患者疼痛感,笔者一般不用聚维酮碘浸泡角膜。

三、前房注射抗生素

研究结果表明,术毕前房注射 10g/L 头孢呋辛 0.1ml 是预防白内障摘除手术后眼内炎的有效方式,可使眼内炎的发生率下降 15 倍[14]。2013 年,欧洲白内障和屈光手术协会(European Society of Cataract and Refractive Surgeons,ESCRS)指南推荐白内障摘除手术毕前房注射 10g/L 头孢呋辛 0.1ml 作为常规白内障摘除手术流程。在我国,缺乏专用于眼科手术的商品化制剂,影响了该技术的推广,可自行配液使用。

四、手术因素

除上述因素以外,手术质量也是影响眼内炎的重要因素。操作时间越长,器械进出次数越多,眼内炎发生率越高。切口水密性差、玻璃体或虹膜疝出嵌顿于切口,也是眼内炎发生的重要诱因。术者应努力提升自己的手术技巧,减少废动作,重视每一个细节,节省每分每秒。

第九章

模拟训练

医生的成长,"一将功成万骨枯"的模式可能是普遍现象。尤其是在白内障手术中,其操作空间只有几毫米,后囊破裂只在瞬息之间,即便有负责任的带教老师在一旁助阵,也很难及时阻止一些并发症的发生。而一旦出现较大的失误,很可能影响手术进程,造成患者术后视力的下降,很容易引起医疗纠纷。

在我国的医患环境下,年轻医生的学习环境并不宽松,上级医生带教的风险比较大,给年轻医生们上手训练的机会很难得。每一次放手都是一次契机,当机会来临时,如果年轻医生的表现让上级医生放心,则可能会获得更多的机会,就此踏上手术成长之路。如果盲目操作惹祸,则可能对自身的职业生涯产生重大的影响。

眼科年轻医生应该尽早进行系统且细致的手术理论学习,熟悉手术流程,知道每一个动作的风险所在,并进行充分的模拟训练,掌握超乳机和脚踏操作,将课程所学的意识和动作融入肌肉记忆,这样才能将患者所承担的代价降至最低。这是决定手术能否顺利成长的关键。

模拟训练主要有猪眼、兔眼和模拟眼三种方式。其他动物眼,如羊眼、鼠眼与人眼差异较大,不适宜用于模拟训练,虚拟现实的训练方式缺乏必要的力反馈,目前还无法用于手术训练。

三种模拟训练的方式各有特点,下面进行逐一讲解,初学者可以根据各自特点进行有针对性的训练。

第一节 猪　　　眼

猪眼价格便宜,是常用的 Wet Lab 手术模拟材料。

形态上,猪眼的角膜并不是圆的,而是鸡蛋形,一边是大头一边是小头,小头冲鼻侧,可以以此来判断位置。

猪眼整体比人眼稍大,角膜、巩膜、晶状体前囊膜和后囊膜都要比人眼厚实数倍,所以在一些操作中,相较人眼有比较明显的差别。除此之外,猪眼都是离体的,死亡时间长,眼压低,角膜水肿等也与人眼有较大差别。如果眼压过低,可以玻璃体腔或者前房注射少量液体,否则切口制作可能存在较大困难。

猪眼角膜厚度是人眼的 2~3 倍,因此,猪眼角膜切口容易形成过长隧道,主切口和侧切口都容易偏长。在进行小刀四段法的练习时,第一段可以进多一点儿,刀尖坡形结构全部埋入角膜,再走第二段,到 1/2 刀长时,立起刀平面,力求马上穿入前房。侧切口训练时,正常角度亦会制作出超长隧道,不必纠结。

左手在每一段的相应配合动作,应该融入猪眼切口训练中。

一个猪眼可以进行 4~5 个主切口的训练。

猪眼的巩膜也很厚实,若要练习巩膜隧道切口,在猪眼上形成的深度概念在人眼上是不适用的,要特别注意。

猪眼的晶状体囊膜厚度是人眼的近 5 倍,前囊膜过厚导致其很难发生裂开。而且屠宰场出产的猪眼,都来自 6 月龄的小猪,晶状体膨胀性强,这也是猪眼非常失真的地方。撕囊时囊膜不会依照切向力行走,很容易撕得过大,裂口也不是锐利的,而是一个圆钝的弧形,猪眼中撕的囊口往往都是很圆的,即使用刀刺一个口子,也会很快变为圆形。

猪眼的撕囊虽然在模拟老人白内障上存在严重的失真,但还是具有一定的练习意义。猪眼上要追求撕出 <5mm 的小囊口,在撕小囊的过程中,要使用大量向中心拉扯的动作,其撕囊镊的控制技巧与人眼撕囊裂开时的救囊动作类似。此外,猪眼撕囊能够部分模拟先天性白内障的撕囊操作。

猪眼的前房深度的可变性非常大,刚开始通常很浅,填充黏弹剂后会非常深,晶状体厚度也比人眼大得多,接近于球形。所以在 Phaco 操作时,后囊非常深,破后囊的机会远远小于人眼,在猪眼上安全的 Phaco 动作对于人眼来说却是很危险的,这也是猪眼最失真的地方。

视频 9-1-1

其次,因为猪眼都是来自 6 月龄小猪,没有成型的晶状体核,类似于先天性白内障,所以想要训练劈核操作是难以实现的。但可以训练夹持劈核的动作,相当于人眼软核中进行的切核操作(视频 9-1-1)。

因为猪眼核太软,通常 Phaco 中用 II 挡足以完成手术,不能充分练习超乳操作。使用微波炉加热等方法可以增加核密度,但微波加热后,晶状体主要混浊区域位于后囊前,与人眼还是存在很大差异。

因为猪眼晶状体很大,人工晶状体植入及调位的训练意义不大,很难形成正确的位置概念。

笔者在培训的线下实操课程中,只使用猪眼进行角膜切口制作的基本训练,撕囊和超乳等操作主要使用兔眼等进行。

第二节 兔 眼

兔眼与人眼大小相仿,眼部结构与空间位置与人眼相近,并且是活体,角膜情况好,有眼底红光反射。成兔晶状体核有一定硬度,甚至其术中突然活动都是真实手术情况的再现,用活体兔麻醉后进行手术模拟可以获得最接近人眼的训练体验。

兔眼存在第三眼睑,但不影响手术操作,兔眼角膜只有人眼一半厚度,第二段行进过程中非常容易发生"非计划进前房",对切口操作有较高要求。所以,兔眼可以提供很好的切口模拟,如果能在兔眼上完成非常标准的隧道,在人眼上将更有把握。

因为兔眼角膜薄,无论多么标准的隧道,都无法实现切口自闭,这一点很像婴幼儿的角膜,所以不必纠结水密性的问题,如果要实现水密则必须缝合。

兔眼的前房深度与人眼相似,黏弹剂填充操作基本相仿。兔眼前囊膜比猪眼薄,但还是比成人眼厚,撕囊的感受与婴幼儿的非常接近。因为囊膜较韧,在兔眼上不能使用镊子单腿起囊的方式,要使用起囊器或者1ml注射器刺破囊膜,再使用撕囊镊撕囊。

兔眼撕囊的训练中,有两个目标:

1. 要追求撕小囊口,虽然兔眼、猪眼都无法完全模拟人眼的撕囊,但撕小囊口的操作中用到的很多动作,都是人眼撕囊裂开时救囊需要的动作,所以还是有较强的训练价值。

2. 要追求皮质无骚扰,这是撕囊训练最重要的目标。撕囊完成后,可以观察皮质骚扰的情况,如果除起囊处有一点儿皮质骚扰外,其他的位置完全干净,那就说明"扯""松""绕"等动作到位,撕囊动作一直运行于前囊之上,这样就达到了训练目的(图 9-2-1)。

兔眼相对于猪眼还有一个较大的优势,其具有成型的晶状体核,通常是Ⅱ级核硬度。体重大于 6 斤的成兔晶状体核可能有Ⅲ级核的硬度,笔者在带

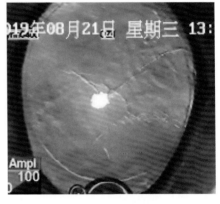

图 9-2-1 动物眼撕囊

教时甚至遇到过中央区接近Ⅳ级硬度的核,夹持劈核操作需要使用很大的力量才能劈开。总之,兔眼的晶状体核可以进行夹持劈核的训练,也可以训练水分离操作。在 Phaco 操作中,必须使用Ⅲ挡方可完成吸除,也能提供相对好的模拟。但兔眼的晶状体只有中央区的核较硬,并且比较黏,与人还是稍有不同。

兔眼可以较好地模拟夹持劈核操作,夹持劈核钩下钩以及对劈的动作与人眼Ⅱ级核相近,劈核过程中应严格按照"夹持劈核"一章所述的操作要点执行,让每一步操作形成正确的肌肉记忆,这样,人眼操作才会进步飞快。

Phaco 训练的目标是体会浅Ⅲ挡钻入核块,回深Ⅱ挡控制核块,然后左手钩伸入背后劈核的一系列的操作,并加以熟练。要找到前囊口的位置,避免

Phaco 针头深入囊袋内的错误理念，并体会龙卷风动作吸除皮质壳。除此之外，还要熟悉超乳仪器的操作，熟悉设备的各种声音提示，做到能够靠声音分辨当前脚踏的挡位，熟悉各个挡位的切换。

I/A 操作、IOL 植入和调位在兔眼中也有与人眼比较近似的体验，龙卷风操作对于兔眼效果较好，可以进行模拟。兔眼晶状体囊袋比人眼稍大，IOL 植入和调位操作感受基本一致，除了练习 I/A 针头对 IOL 进行调位操作，还可以练习翻转 IOL，从囊袋内将 IOL 拖至前房，置入睫状沟等操作。

兔眼操作的演示视频见视频 9-2-1。

视频 9-2-1

兔眼虽好，但也有缺点：需要麻醉、成本高昂、实验场地有资质要求、养殖条件要求高、实验动物死亡后需要专业处理等，都限制了这种训练模式的广泛使用。

第三节 模 拟 眼

模拟眼有多种品牌，笔者的培训线下课程中使用的是日本机太郎模拟眼。模拟眼练习撕囊比较合适，性价比较高。

模拟眼与动物眼撕囊体验完全不同，与动物眼模拟婴幼儿相反，模拟眼模拟的是 V 级核中完全没有弹性的囊膜，两者综合起来，可以较好地模拟撕囊的各种情形。

机太郎模拟眼也有供超乳练习使用的晶状体核，但费用太高，超过了兔眼的费用，大规模培训中使用较少。

笔者建议年轻医生按照如下步骤进行手术培训，做好充分的准备：

眼科新人、研究生等没有显微手术经验者，可以先在 Wet Lab 实验室进行猪眼 8-0 和 10-0 缝线的缝合训练，环形剪开猪眼角膜，逐一缝合，需要练习 100 只左右。

有一定显微手术基础但没有白内障手术经验的医生，可以猪眼练习 100 只，主要训练切口和撕囊，然后进行兔眼训练。首次训练建议由经验丰富者指导，或者参加正规培训，纠正动作，避免把错误动作和理念固化。兔眼训练达标通常需要 20~30 只兔眼，老师检验确认达标后，再巩固 10 只兔眼，即可开始人眼操作。

白内障手术的成长之路绝不轻松，除了应对各种风险，还需要投入很多努力，并要敢于突破自己的一些固有认知，接受新的理念，克服很多来自环境、制度、器械，甚至人事关系的障碍。但只要有强烈的学习信念，相信任何困难都不能阻挡一名医生学习手术的步伐。

第十章

手术视频

本章提供了各种类型白内障手术的完整视频,包括各种复杂情况的白内障手术,以及一些术中出现意外的录像,供大家遇到类似病例时参考。

第一节 常 规 手 术

视频 10-1-1
常规白内障手术

视频 10-1-2
高度近视 - 软核手术策略,正压 I/A 抛光,A1UV 疏水 IOL

视频 10-1-3
Ⅲ级核,计时,HDO 对称晶状体

视频 10-1-4
小刀抛光 + 夹持劈核双重简化,单手超乳动作示范,新无极晶状体

视频 10-1-5
不破后囊的超乳法则,超乳针头不往囊袋里插,小刀抛光,左手钩核

视频 10-1-6
2.4mm 切口,Ⅲ级核预劈,601PY 无黏弹剂植入

视频 10-1-7
Ⅲ级黏软核,小刀抛光,夹持劈核,龙卷风 Phaco,晶状体下后囊抛光

视频 10-1-8
601PY 无黏弹剂植入,劈 4 瓣,Ⅲ级核

视频 10-1-9
夹持出核,擦地式后囊抛光,601PY 疏水晶状体无黏弹剂植入

视频 10-1-10
软核,I/A 龙卷风(注意 I/A 拿持)注入少量黏弹剂植入 601PY

视频 10-1-11
软核白内障,小刀抛光,夹持劈核双重简化

视频 10-1-12
膨胀期新手手术策略,撕小囊,处理碗,晶状体推注过程的调整,二次扩囊口,晶状体下抛光

视频 10-1-13
软核,小刀抛光,没有劈核钩用调位钩也能劈,注入少量黏弹剂植入 601PY

视频 10-1-14
硬白核,HDO 亲水晶状体无黏弹剂植入

视频 10-1-15
硬核,夹持劈核

视频 10-1-16
夹持预劈核 + 无黏弹剂 IOL 植入 +I/A 逆时针调位 Toric 晶状体

视频 10-1-17
白核,台盼蓝染色

视频 10-1-18
2.2mm 切口,Ⅱ级软核夹持预劈,新无极晶状体

视频 10-1-19
白核,夹持劈核,硅油眼,HDO 晶状体

第二节　出现意外的手术

视频 10-2-1
后极性白内障,后囊薄弱,破后囊快速处理,晶状体 601PY

视频 10-2-2
玻切术后膨胀期,撕囊裂开的处理

视频 10-2-3
RK 术后白内障手术,HDO 晶状体后襻被夹

视频 10-2-4
超高度近视,玻切术后,切口制作有点儿短,夹持劈核,晶状体翻转

第三节　高风险手术

一、角膜异常

视频 10-3-1
角膜大片白斑,小角膜,眼球震颤,全白,盲劈,顶级难度白内障手术

视频 10-3-2
角膜大片斑翳血管翳,白内障手术

视频 10-3-3
角膜中央白斑,超高度近视,晶状体震颤

视频 10-3-4
角膜斑翳硬核

视频 10-3-5
角膜移植术后全周缝线,瞳孔闭锁

视频 10-3-6
小角膜,晶状体震颤,虹膜缺损,IV级核

视频 10-3-7
小角膜,晶状体震颤,IV级核

视频 10-3-8
真性小眼球 16mm,III级核,夹持出核

二、瞳孔异常

视频 10-3-9
小瞳孔,虹膜炎,硬核,晶状体震颤,夹持出核

视频 10-3-10
小瞳孔,青光眼,夹持劈核,小刀抛光

视频 10-3-11
小瞳孔,III级粘核,小刀抛光,夹持劈核,601PY 无黏弹剂植入,新手期容易破后囊的手术

视频 10-3-12
瞳孔全周后粘连,小瞳孔劈核超乳策略

视频 10-3-13
抗青术后小瞳孔,IV级核

视频 10-3-14
抗青术后小瞳孔,III级核

视频 10-3-15
常规小瞳孔手术,小刀抛光夹持劈核

视频 10-3-16
极浅前房,全周后粘连,小瞳孔,处理虹膜

三、超高度近视

视频 10-3-17
超高度近视,角膜白斑,Ⅴ级核

视频 10-3-18
超高度近视,硬黏核,夹持劈核 4 瓣,后囊抛光,张力环植入 1

视频 10-3-19
超高度近视,硬黏核,夹持劈核 4 瓣,小刀抛光,张力环植入 2

视频 10-3-20
超高度近视,硬黏核,夹持劈核 4 瓣,后囊抛光,张力环植入 3

视频 10-3-21
悬韧带极松弛,超高度近视,小刀抛光松解粘连,水化,夹持劈核,尽最大努力避免悬韧带牵拉,张力环植入

第四节 第三视角视频

视频 10-4-1
第三视角看拿持器械支撑手法 1

视频 10-4-2
第三视角看拿持器械支撑手法 2

视频 10-4-3
第三视角看拿持器械支撑手法 3

参考文献

［1］ AKAHOSHI T. Phaco prechop: manual nucleofracture prior to phacoemulsification [J]. Operative Tech Cataract Refract Surg, 1998 (1): 69-91.

［2］ CHEN X, LIU B, XIAO Y, et al. Cystotome-assisted prechop technique [J]. J Cataract Refract Surg, 2015, 41 (1): 9-13.

［3］ 姚涛, 何伟. 双钩法预劈核在白内障超声乳化手术中的应用 [J]. 眼科, 2014 (02): 86-90.

［4］ SACU S, MENAPACE R, WIRTITSCH M, et al. Effect of anterior capsule polishing on fibrotic capsule opacification: Three-year results [J]. J Cataract Refract Surg, 2004, 30 (11): 2322-2327.

［5］ TADROS A, BHATT U K, ABDUL K M, et al. Removal of lens epithelial cells and the effect on capsulorhexis size [J]. J Cataract Refract Surg, 2005, 31 (8): 1569-1574.

［6］ HANSON R J, RUBINSTEIN A, SARANGAPANI S, et al. Effect of lens epithelial cell aspiration on postoperative capsulorhexis contraction with the use of the AcrySof intraocular lens: randomized clinical trial [J]. J Cataract Refract Surg, 2006, 32 (10): 1621-1626.

［7］ 朱嘉丽, 赵云鹤. 抛光前囊膜及赤道部在白内障超声乳化人工晶状体植入术中的应用 [J]. 国际眼科杂志, 2017, 17 (3): 482-484.

［8］ SHAH S K, PRAVEEN M R, KAUL A, et al. Impact of anterior capsule polishing on anterior capsule opacification after cataract surgery: a randomized clinical trial [J]. Eye, 2009, 23 (8): 1702-1706.

［9］ MILLSTEIN M. Polishing the anterior capsule: does this increase intraocular lens glare?[J]. J Cataract Refract Surg, 2001, 27 (10): 1533-1534.

［10］ LIU X, CHENG B, ZHENG D, et al. Role of anterior capsule polishing in residual lens epithelial cell proliferation [J]. J Cataract Refract Surg, 2010, 36 (2): 208-214.

［11］ 陈文倩, 李朝辉, 叶子, 等. 老年患者白内障围术期眼部感染的病原学特点及预防措施 [J]. 解放军医学院学报, 2016, 37 (04): 336-338.

［12］ 中华医学会眼科学分会白内障及人工晶状体学组. 我国白内障摘除手术后感染性眼内炎防治专家共识(2017 年)[J]. 中华眼科杂志, 2017, 53 (11): 810-813.

［13］ 陈潇, 叶剑. 规范白内障围术期管理, 减少白内障术后感染 [J]. 重庆医学, 2018, 47 (36): 4567-4569.

［14］ RODRIGUEZ-CARAVACA G, GARCIA-SAENZ M C, VILLAR-DEL-CAMPO M C, et al. Incidence of endophthalmitis and impact of prophylaxis with cefuroxime on cataract surgery [J]. J Cataract Refract Surg, 2013, 39 (9): 1399-1403.

后 记

　　这本书写得非常细，对于还没有手术体验的医生来说，甚至可能感觉有些啰唆。曾经有培训学员问我，手术中每一步都要考虑得这么细致吗？连劈核钩怎么插入侧切口都要讲究，有很大区别吗？

　　的确，很多动作细节其实没有多少人会去细想，或者觉得没有必要细想。很多医生都是在长期的手术实践中形成了一定的习惯动作，习惯成自然，以后再想改变就难了。我们的前辈们学习手术的时候，有很多的实践机会和相对宽松的医患环境，有数万例的手术量，足够将任何方法都练至大成，所以现在的白内障手术各显神通、精彩纷呈。但现今却不再有这种条件，年轻医生必须珍惜极为有限的锻炼机会，以最小的患者代价获取最大的手术成长。

　　学习手术特别像竞技体育的训练，自行摸索也有能力超群的人，但如果想快速达到专业级别，则必须从小接受非常正规的训练，把每一个动作和步伐仔细雕琢。手术成长同样如此。对于初学者来说，对每一步理论是否理解透彻，是否按照最合理的方式前进，决定了其成长速度和最终能够到达的高度。不同的成长阶段应该有不同的安全策略，初学者直接模仿顶级高手的动作，或者数万例经验还不敢尝试一些高效的手术策略，都是不恰当的。

　　笔者强调的每一个手术细节，都是为了避免一些手术风险，或者是让手术动作更精简。只有把每一个细节理解通透，知其所以然，知其风险何在，才能确保患者手术安全。这是医生顺利成长的关键，这一点再怎么强调都不为过。在进行人眼操作之前，应该有深厚的理论基础和足量的动物眼训练，书中的很多内容，例如术中浅前房的原因，甚至应该倒背如流。

　　还有医生问，有必要搞那么细吗，手术 5 分钟已经挺快的了，有必要非得 3 分钟以内吗？笔者坚持认为，局麻手术中每一秒的节省，都值得花费心思去思考，只要能达到同样甚至更好的效果，能用 5 秒解决绝不用 10 秒。笔者曾作为患者体验过心脏的局麻手术,20 分钟只是稍有痛苦的手术,笔者感觉度日如年。心脏尚且如此,可想而知在眼睛的手术中患者会有多么紧张！当眼睛被撑大、几分钟不能动,还要一直注视那刺眼的显微镜灯光时,患者是非常难受的,争分夺秒势在必行。除此之外,快速、高质量的手术,可使老年患者心脑血管意外的发生率明显下降,伤口暴露时间短,眼内炎的发生率也会下降,操作得当没有废动作,角膜水肿也会减轻,第二天就能感受清晰世界,患者的体验会非常好。手术结束时患者说,"哎呀,这么快就好了？ 都没什么感觉。"这是医生耳中最动听的声音,值得我们不懈追求。

过去几年的线下手术培训中,有一定手术经验的医生听完课,深知这些细节讲解的珍贵,如获至宝。因为这些细节在其临床实践中正不断地出现和重复。之前的线下课程中,医生们只能依靠讲义和笔记,记不全,所以很多医生来京复听,最多的听了四遍。因为这场疫情,让我有时间把这本教材编写完成,以后医生们的复习将更加高效。

读完整本书,结合每一个视频的讲解,相信读者对白内障手术已经有了全面的理解。本书部分理论和建议完全源自笔者自身的经验,因为很多技巧都是自创的,只是在笔者自身近 60 000 例手术和数百位带教医生的手术中取得了非常好的效果,还未经过大样本验证,读者可以根据笔者提供的思路自行分析,辨证掌握。笔者所进行的大量的思考和改进,可能也会对读者有所启发,如果能帮助你对白内障手术进行全新的思考,找到最合适自己的手术技巧,那么本书最大的目的就达到了。

最后,祝愿每位读者,都能在白内障手术之路上顺利前行,早日到达轻松惬意、享受手术之境界。

赵 阳

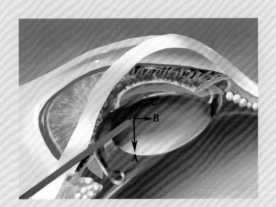

图书在版编目（CIP）数据

一步一步学会白内障手术 / 赵阳著 . —北京：人民卫生出版社，2021.7（2023.11重印）

ISBN 978-7-117-31356-8

Ⅰ.①一… Ⅱ.①赵… Ⅲ.①白内障摘除术 Ⅳ.①R779.66

中国版本图书馆 CIP 数据核字（2021）第 042309 号

| 人卫智网 | www.ipmph.com | 医学教育、学术、考试、健康，购书智慧智能综合服务平台 |
| 人卫官网 | www.pmph.com | 人卫官方资讯发布平台 |

一步一步学会白内障手术

Yibu Yibu Xuehui Baineizhang Shoushu

著　　者：赵　阳
出版发行：人民卫生出版社（中继线 010-59780011）
地　　址：北京市朝阳区潘家园南里 19 号
邮　　编：100021
E - mail：pmph @ pmph.com
购书热线：010-59787592　010-59787584　010-65264830
印　　刷：北京顶佳世纪印刷有限公司
经　　销：新华书店
开　　本：710×1000　1/16　印张：9.5
字　　数：176 千字
版　　次：2021 年 7 月第 1 版
印　　次：2023 年 11 月第 4 次印刷
标准书号：ISBN 978-7-117-31356-8
定　　价：128.00 元

打击盗版举报电话：010-59787491　E-mail：WQ @ pmph.com
质量问题联系电话：010-59787234　E-mail：zhiliang @ pmph.com

55检